U0096490

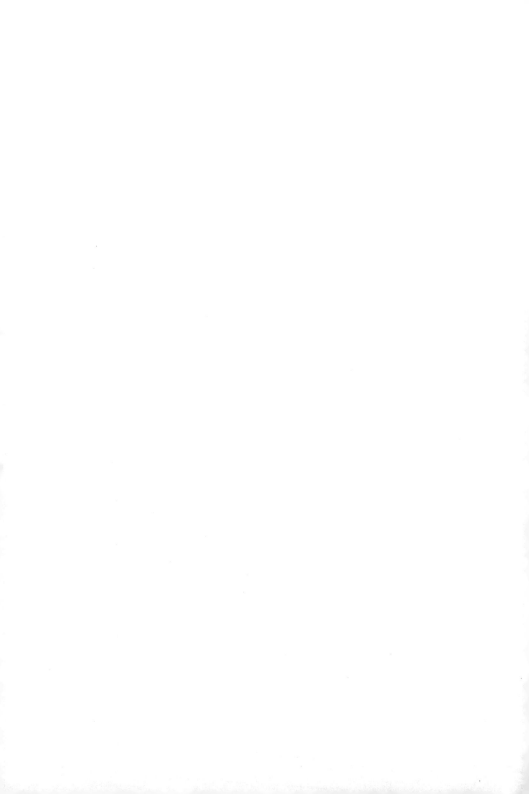

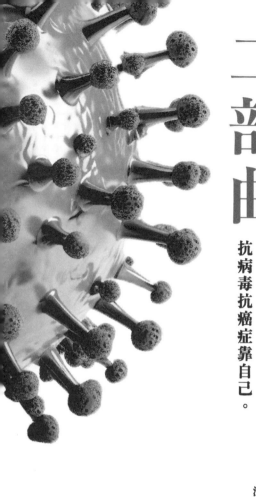

新冠病毒疫苗世紀大騙局

二部曲

疫苗無用論、藥廠大陰謀、抗病毒抗癌症靠自己。

江晃榮 著

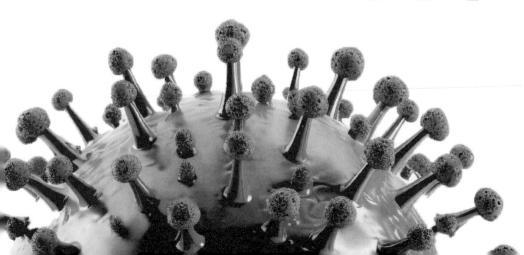

Chapter 1
疫苗無用論

Chapter 2

現代生物科技基因疫苗絕不能施打

Chapter 3
基因疫苗的為害與確診後遺症

Chapter 4

藥廠大陰謀－非法手段行銷藥物及疫苗

Chapter 5

病毒來自何方，為何消滅不了？

Chapter 6
排除疫苗毒害及確診後之調養

楊志良署長－推薦序

　　早在 1798 年最著名的人口學家馬爾薩斯依照他的觀察，人口是以指數成長糧食是以線性成長，因此人口成長終將受到抑制，包括戰爭，犯罪及傳染病等。

　　這個理論，人類做了很多的觀察及實驗，比如從 1868 年開始每隔三四年挪威的旅鼠就集體跳海，因此就有所謂吹笛手引領眾多的旅鼠跳海的故事，其實是旅鼠一年可生產 7、8 次，每次可達 12 隻，出生後 14-30 天後又可再生育，每年旅鼠數目可以增加 10 倍以上，因此在固定的生態環境壓力下，造成神經上的病變及錯亂，產生不畏掠食者且集體跳海的現象，後來有做了不少的相關實驗，例如在一定的空間裡面餵養老鼠，供給無限量的食物及飲水，因此快速繁殖，但因空間有限擁擠的結果老鼠性情大變，如同性交配，相互攻擊各種異常的行為等。

　　人類自認為是萬物之靈，但實際上也是生態的一環，也離不開物種發展的原則，過度繁殖必遭受環境及其他物種的抑制，人類使用能源從燃燒樹木，採取煤礦採取石油，到原子能，改良作物，使用肥料及殺蟲劑，建立有效行政的政府，分工合作生產力極大化，因此雖然人口增加但糧食的生產有時還超越人口的增加，過度肥胖反而成為死亡的原因，表面上看人類將所向無敵，馬爾薩斯的人口論將被推翻，但事實上最少有三項觀察可發現人類還是跳脫不了只是物種中的一種，首先是人類過度活動造成地球暖化，最終將如同旅鼠一樣集體跳海滅亡，二是就如人類所發生的天生異象、糧食欠收、盜賊四起、饑民遍野、疫癘橫行、死人無數、王朝傾滅、人口大量減少，接著又承載增加的人口，循環又可一再開始。

最後一項是人類相處一直沒有進化，人類可以相互合作，以能夠生存最大化，另方面就如同在有限空間內的老鼠，互相傾詐，人類之間因種族、信仰、階級、世代、年齡、性別的不同、相互欺騙、凌虐、奴役、殺伐，在一國之內，國與國之間無時無刻在進行各種邪惡動作。

以這次新冠疫情來說，固然有數件溫馨的故事，但危機就是邪惡的轉機，一開始美歐人士就岐視說這是中國人的病，再來就是對人們就學、就業、旅行、移動的各種不當限制，以疫謀權，以疫謀錢，以疫媒命。

未經證實以高價強迫人民施行疫苗及服用藥物，多少所謂專家、學者、財團、政府官員、疫苗藥品公司，多少起在奪權、詐財、最可惡的是在害命，國際上杏竹難書，台灣難道不是如此？江博士上下兩冊的大作，不但提供很多科普的資料，更揭開人類史上最大的騙局的來龍去脈，甚值得各界參閱。

前衛生署楊志良署長

來自國際反疫苗團體的祝福－推薦序

I am deeply honored to have been invited to write the foreword to Professor Jiang's remarkable book. My first encounter with Professor Jiang occurred when I was organizing the inaugural Wake Up Asia event in April 2022.

Professor Jiang Huangrong is an extraordinary individual who holds a Ph.D. in Biochemistry and has played a crucial role in Taiwan's biotechnology research and development, notably in the creation of the hepatitis B vaccine. However, it wasn't until the Wake Up Asia event that his advocacy for medical freedom during the COVID-19 pandemic gained prominence. With unwavering courage, Professor Jiang made the decision to step into the limelight and deliver a video teeming with truth bombs. In doing so, he fearlessly challenged medical tyranny, asserting his stand for freedom.

In this video, Professor Jiang voiced a sentiment that resonated deeply within me： "People who speak out risk dying by firing squad. He is willing to stand out now." His bravery moved me profoundly, but it also evoked a sense of trepidation for his safety and well-being. We are acutely aware of the mysterious deaths that have befallen doctors and scientists worldwide, and we recognize the dangers Professor Jiang has willingly confronted to raise the alarm and disclose the truth to the world.

That initial video on YouTube has garnered over 11,000 views, and its reach extends far beyond the platform, having been shared with thousands of individuals. You can also find this video on Rumble at the following link： （https：//bit.ly/profjiang）.

I recently had the privilege of interviewing Professor Jiang for Wake Up Asia 2023.https：//bit.ly/profjiang2

In this interview, he delved into the details of his first book, which promises to shed light on the shadowy Covid-19 project shrouded in censorship and political propaganda. His expertise as a Chinese-speaking Taiwanese doctor provides invaluable insights for the Chinese audience into the complex history of vaccines and how the COVID-19 vaccines fit into the broader agenda of the Great Reset.

Professor Jiang now joins the ranks of esteemed Asian doctors like Professor Dr. Sucharit Bhaki and Dr. Daniel Nagase, who are dedicated to guiding humanity through their straightforward and lucid explanations of the intricate issues surrounding vaccines. Their collective efforts aim to unravel the truth behind the veil of misinformation, revealing the hidden narratives that have unfolded throughout history.

As we navigate the devastating consequences of recent events, including the loss of countless lives and the mounting burden on healthcare systems worldwide, Professor Jiang's book assumes a critical role. It serves as a vital resource, tailored specifically for the Chinese audience, imparting information that few Chinese doctors are willing to risk their lives to disseminate.

It is disheartening that doctors and scientists must

face potential persecution or even death for sharing life-saving information. Professor Jiang exemplifies the utmost integrity of a medical professional and stands as a hero amidst these dark times. I implore you to cherish the book you now hold in your hands and to share its contents widely with those seeking a deeper understanding of the vaccine narrative.

Together, as a united front, we must expose the evidence that has been concealed and help others connect the dots regarding the globalist agenda that looms over us. The COVID-19 vaccines have become a subject of immense controversy, and I am convinced that history will record this as one of the greatest medical scams of all time. By amplifying the voices of truth, we can begin to heal the divide that separates us and forge a path towards a more informed and empowered society.

With utmost admiration for Professor Jiang and the invaluable contribution he has made to our understanding, I encourage you to delve into the pages of his book. May it serve as a beacon of knowledge, guiding us towards a future rooted in transparency and safeguarding the well-being of all.

Iris Koh

Founder, Healing the Divide

Singapore.

非常榮幸受邀為江教授的這部著作寫序。我第一次見到江教授是在我組織 2022 年 4 月首屆喚醒亞洲活動時。

江晃榮教授是一位非凡的人物，擁有博士學位。獲得生物化學博士學位，在台灣的生物技術研發中發揮了至關重要的角色，尤其是在 B 型肝炎疫苗的研製方面。然而，直到 Wake Up Asia 活動，他在 COVID-19 大流行期間倡導的醫療自由才得到重視。帶著堅定的勇氣，江教授決定走上街頭，發布一段充滿真相炸彈的視頻，在這樣做的過程中，他無畏地挑戰了醫療暴政，維護了他對自由的立場。

在這個視頻中，江教授說出了我內心深處的感慨："說出來的人有被槍決的危險，他現在願意站出來。"他的勇敢深深地打動了我，但也讓我對他的安全和幸福感到不安。

我們敏銳地意識到發生在世界各地的醫生和科學家身上的神秘死亡事件，我們認識到江教授自願面對的危險來拉響警報並向世界披露真相。

YouTube 上的最初視頻已獲得超過 11,000 次觀看，其影響範圍遠遠超出了該平台，已與數千人分享，但已遭刪除。您還可以通過以下鏈接在 Rumble 上找到此視頻：（https：//bit.ly/profjiang）。

我最近有幸為 Wake Up Asia 2023 採訪了江教授。https：//bit.ly/profjiang2 在這次採訪中，他深入研究了他的第一本書的細節，這本書有望揭示籠罩在審查制度和政治宣傳中的陰暗的 Covid-19 項目。作為講中文的台灣醫學研究人員，他的專業知識為華人觀眾提供了寶貴的見解，讓他們了解疫苗的複雜歷史，以及 COVID-19 疫苗如何適應更廣泛的大重置議程。

江教授現在加入了 Sucharit Bhaki 博士教授和 Daniel Nagase 博士等受人尊敬的亞洲醫生的行列，他們致力於送過對疫苗相關複雜問題的直截了當和清晰的解釋來指導人類。他們的共同努力旨在揭開錯誤信息面紗背後的真相，揭示歷史上隱藏的故事。在我們應對近期事件的毀滅性後果（包括無數人喪生和全球醫療保健系統日益沉重的負擔）時，江教授的書發揮了關鍵作用。它是一種重要的資源，專為全球華人觀眾量身訂作，傳遞很少有華人醫學研究人員願意冒著生命危險傳播的信息。

令人沮喪的是，醫生和科學家必須為分享救命信息而面臨潛在的迫害甚至死亡。江教授是醫者風骨的典範，是黑暗時代的英雄。我懇請您珍惜現在手中的這本書，並與那些尋求更深入了解疫苗敘述的人廣泛分享其內容。

　　作為一個統一戰線，我們必須一起揭露被隱藏的證據，並幫助其他人將有關籠罩在我們頭上的全球主義議程的點點滴滴聯繫起來。COVID-19疫苗已成為一個充滿爭議的話題，我相信歷史將把它記錄為有史以來最大的醫療騙局之一。透過放大真相的聲音，我們可以開始彌合將我們分開的鴻溝，並開闢一條通向更加知情和賦權的社會的道路。

　　懷著對江教授及其為我們的理解做出的寶貴貢獻的崇高敬意，我鼓勵您深入研究他的書。願它成為知識的燈塔，指引我們走向植根於透明和保障所有人福祉的未來。

Founder,Healing the Divide ,Singapore.

香港麥燕瓊 博士 / 醫師—推薦序

　　首先恭賀江晃榮博士敢言濟世大作：新冠病毒疫苗世紀大騙局二部曲出版順利，造福民眾。

認識江晃榮博士已多年，想不到他竟然想到並做到寫有關新冠疫苗的書。今年2月得知江博士已完成並準備出版的著作是新冠病毒疫苗世紀大騙局，書名震憾人心，我立即請臺灣朋友預訂10本，收到後寄來香港。其實有關疫苗的這些話已經有很多人在細細私語，很多人在擔心，在懷疑，當然，也有很多人傻傻地蒙在鼓裡，世人在議論紛紛，但不敢多言的時候，只有江博士在不斷搜集資料，在他的專業上，把很多不爲人知的疫苗真相著書，公告天下，讓世人驚醒，當然、時間上似乎遲了一點，但仍不遲，因爲至今仍有不少人不知內情，傻傻地傷害了身體，現在，因疫苗而生病的人真的太多了，可憐又可悲！

　　江博士的大作中，不但把真相揭露給世人，但更可貴的是，有解救疫苗後遺症的方法，真是天使降臨人間。

　　江博士以他的專業和人生經驗，提供了很多可行的方法，相信很多受害者得救了，地球上少有病人，人人都健康，社會自然和諧，江博士應記一大功。

我是香港一名中醫師，數拾年來一直推廣中醫學和自然醫學，我於 1984 年在香港創立：國際自然療能醫學會聯合總會，至今已有 37 年歷史了，本的宗旨是：助己助人，平衡本能、發揮潛能、建立健康身心靈、安享天年。

江博士在首部曲中提到的解救方法，其中一個鋅元素療法，我非常認同，我曾學習元素醫學，我清楚鋅元素對人體的重要。鋅元素被稱之為生命的火花，鋅元素是維持人體器官系統正常運作的重要元素，對骨骼、免疫系統、神經系統、內分泌系統的健康至關重要，在蛋白質和碳水化合物代謝，RNA／DNA 合成和細胞間信號傳遞過程中，鋅元素對保持健康、防治疾病和衰老尤為重要。

在科學高速發展的現代人，竟然越來越多人缺鋅，原因可能是越來越多食物被加工，就算是原材料，由於各種農藥、殺蟲劑、添加化學肥料等等的破壞和存在，人們在一般食物中已難獲得足量的鋅元素，很多長期病患者，癌症患者都是缺鋅的人。這次的新冠肺炎患者都會出現口腔潰痛，味覺改變或消失，不思飲食，出現從未有的皮膚病等等症狀、全因缺鋅！

因此補充足夠鋅元素是可以改善確診者，以及後遺症患者的各種症狀、由此推算，鋅元素也能改善新冠疫苗後遺症，我在多年的診症工作中經常為病人補充鋅元素，尤其是兒童厭食，容易肚瀉，容易傷風感冒的患者，都可以添加含鋅高的食物、例如：蠔、蛤蜊、羊肉、南瓜子、薏仁、杏仁、芋頭、芝麻等，必要時服葡萄糖酸鋅口服片。

　　補充鋅元素非常重要，也很簡單，希望大家重視這個鋅元素療法。

　　能閱讀江晃榮博士的首部曲和二部曲的人，你有福了。我能在此分享我的經驗，也真是託福了。江晃榮博士，你是勇者、勞心勞力、大膽敢言，佩服！佩服！

　　　　　　麥燕瓊博士 / 中醫師 2023.6 月，香港

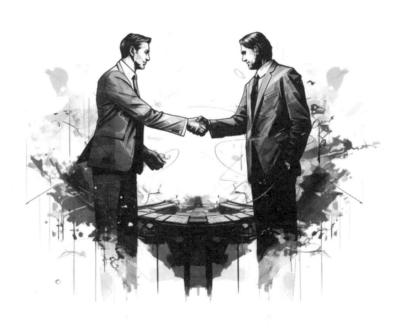

疫苗只是實驗用生物製劑，根本是大騙局─自序

有人類就有病原低等生物，是與高等人類同時存在而非低等生物經演化成為高等，所以自古以來，人類就一直在與各種傳染病進行戰鬥，唯一成功的只有一次就是消滅了天花病毒。

在一個既不知病因也無法確定治療方法的古代，傳染病的大流行改變了人類歷史的影響，直到 19 世紀下半葉，人類才知道引起傳染病的病原體以及如何應對。

但是，從 1970 年左右開始，以前不為人知的新傳染病，所謂"新興傳染病"持續出現，這一時期剛好是生物學大革命，也就是人類可任意以遺傳工程技術剪接基因塑造新生命，新興病毒的出現與遺傳工程技術絕對有關，不僅對開發中國家而且也對已開發國家構成威脅，其影響是全球性的。

新型冠狀病毒（COVID-19）首病例於 2019 年底在中國確認散布，病毒迅速在全球蔓延，引發了一場大流行，也改變了大多數人的生活。其實人類與傳染病的關係由來已久，過去，隨著全球環境和人們行為方式的改變，

那個時代特有的傳染病流行，人類每一次都在適應社會結構的重大變化能渡過傳染病的影響，但未來我們應該如何應對病毒？

　　14 世紀的瘟疫就是一個例子，該次瘟疫奪走了歐洲 1/4～1/3 的人口，可以說瘟疫是人類歷史上最強大的敵人。瘟疫在所謂末日中世紀中扮演了重要角色，瘟疫摧毀了封建制度，因疾病導致人口銳減和農村荒廢，也是 19 世紀宗教改革的一個因素，避開瘟疫獲得自由的人們從封建社會的束縛中聚集到小鎮，邁向文藝復興時期人類的解放。

　　工業革命期間，工廠建成，沒有免疫力的農村人口湧入城市導致結核病流行。人類是高度社會化的動物，病毒甚至可以改變人類基本行為模式，新冠病毒正在迫使我們重新考慮人際關係和社會本質。然而，回顧過去的歷史，即使在傳染病迫使人類社會結構發生重大變化的情況下，人類也靈活地適應並創造了新的生活方式和風格。

　　問題核心在於新冠病毒是利用高科技人為製造的，科學改變人類生活，但真的是利大於弊嗎？負面影響可能是非常驚人的，一百多年前鴉片進中國，吸毒者躺著吸鴉片，一百年後大部分人也躺著滑手機，中毒情況應超過鴉片。

生命來自何方？神創造的或是演化而來？科學是偶發的或是有高人幕後指導呢？

格列佛遊記（Gulliver'sTravels）是 1735 年出版的科幻小說，眾所周知的大小人國歷險記，格列佛也曾到拉普塔（飛鳥國）的國度，當地天文學家告訴他說，火星有兩顆衛星，與火星距離分別是火星半徑的三倍及五倍，繞火星公轉周期是 10 小時及 21.5 小時，近代科學發現的火星衛星與火星距離分別是火星半徑的 2.8 倍及 6.9 倍，繞火星公轉周期是 7.65 小時及 30.3 小時，兩者差異很小，科幻小說家如何比科學家早一百多年得知這些數據？

答案只有一種：是有某種偉大事物（something great）告知。新冠肺炎病毒也是如此，早就設計安排好而散布的。

1995，秋，舊金山費蒙特飯店，老布希、戈巴契夫、柴契爾夫人等各界 500 領袖群雄共商人類未來，結論是只需 20％現有人口世界就能維持繁榮，言下之意為其餘的，讓他「自然淘汰」，所謂人口削減計畫，先用基因改造食品再散布病毒，然後用緊急授權的實驗用生物製劑當成疫苗來殘害人類，而且消息早就洩露。

1981 年小說＂黑暗之眼（The Eyes of Darkness）＂就提到＂武漢 400 病毒＂將會流行，2018 年以色列情報機構預測將由中國引爆全球性傳染病，1990 年 5 月 2 日日本岐阜新聞早報第 3 頁指出 2020 年全球有一半人會感染流行病，2008 年夏天出版的末日書＂End of Days＂，主要內容為 2020 年前後，一種類似肺炎的嚴重疾病將在全球蔓延，攻擊肺部和支氣管，並對所有已知的治療方法產生耐藥性，而且會突然消失，十年後再次發作，然後完全消失。這些均非有預言能力的先知，而是具有消息來源的特殊管道。

「盎格魯‧撒克遜計畫」（The Anglo-Saxon Mission）是 2005 年的倫敦共濟會高級成員秘密會議，更是 1995 年舊金山費蒙特會議宗旨的擴展，目標是要消除地球上 90％ 以上的多餘人口，所以新冠肺炎病毒疫苗根本是世紀大騙局！

要說出真相不僅需要堅持，也要承受來自各方的壓力，本書首部曲完稿後找了多家出版社但沒人敢出版，之後自費出版，幸好有勇敢的白象出版社願意將書行銷至各大書局及網路，沒想到在全球華人界引發很大迴響，原本以為第二本書二部曲會有出版社敢出版，沒想到依然遭拒。

本書最後之能出版要感謝第三勢力連線梅峰兄大力協助，寫推薦序的三位，即前衛生署楊志良署長，國際反疫苗團體，Iris Koh（許曉沛），Founder, Healing the Divide，Singapore. 以及香港自然醫學醫師麥燕瓊博士，著者要致上十二萬分謝意。

對於想知道真相並推廣的讀者們，著者也要衷心感激，沒有你們書無法出版，真相也會石沈大海。

另外，編輯本書的 Sayuri 小姐及台灣之聲網路廣播電台負責人許榮棋先生提供寶貴意見都在感恩之列！

願本書內容能廣傳，力抗不實資訊。

江晃榮，2023 年 6 月

Chapter 1
疫苗無用論

一、疫苗無用－佛奇大翻盤

安東尼・史蒂芬・佛奇（Anthony Stephen Fauci ）是美國免疫學家，曾任美國國家過敏和傳染病研究所所長、白宮冠狀病毒工作組成員及總統首席醫療顧問，參與愛滋病和 H1N1A 型流感以及 COVID-19 等傳染病的防治研究。佛奇在 2022 年 12 月辭去國家過敏與傳染病研究院和總統拜登的醫療顧問等職位。

自 2020 年 1 月以來，佛奇一直是白宮冠狀病毒特別工作組的主要成員，以應對美國的新型冠狀病毒大流行。作為美國國立衛生研究院（NIH）的醫生，50 多年來以各種身份為公共衛生做出了貢獻。作為美國國立衛生研究院 NIAID 的科學家和主任，曾獲得了羅伯特科赫金獎（2013 年）和加德納國際衛生獎（2016 年）等，紐約時報曾稱福奇為 "美國傳染病領域的權威"。

佛奇的言論與措施不僅影響且左右全球各國防疫政策。2022 年 8 月，佛奇宣布要 "追求職業生涯的下一階段"，並於 2022 年 12 月 31 日辭去美國國家過敏和傳染病研究所所長和美國首席醫學顧問職務。

佛奇是白宮冠狀病毒特別工作組的成員，該工作組於 2020 年 1 月下旬在總統川普的領導下成立，以應對COVID-19 大流行

　　佛奇在退休前是鼓勵打疫苗的疫苗幫，但退休後卻發表疫苗無用的論文，其中的翻供轉折不僅耐人尋味且值得探討。

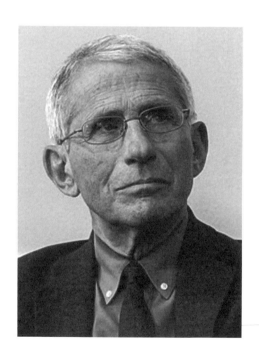

安東尼・史蒂芬・佛奇
（Anthony Stephen Fauci 1940 年 12 月 24 日－）

佛奇退休前是疫苗幫

2022 年底 WHO，即世界衛生組織宣布新冠病毒疫情為 "國際關注的突發公共衛生事件" 已滿三年，感染 COVID-19 的人的最終死亡率可能比世界衛生組織（WHO）最初估計的 2% 更接近 1%，比季節性流感的 0.1% 高出約 10 倍。

以下為佛奇意見：

感染人數仍然很多，各個國家的病例數、住院人數和死亡人數各不相同，在全球範圍內，但情況比兩三年前要好得多。

比如在美國，每天有 80 萬到 90 萬感染者，曾經有一段時間每天有 3000 到 4000 人死亡。

目前，美國的感染人數仍然居高不下，但死亡人數已大幅下降至每天約幾百人。然而，這仍然是一個不可接受的數字，說疫情已經過去了，一切都很好是不恰當的。

一兩年前相比，感染人數、住院人數、死亡人數都比較高，雖然好很多了。簡而言之，仍處於大流行之中，正如佛奇博士意見，現在有了疫苗和治療方法，然而，Covid-19 尚未消失，世界仍需要適應。

需要什麼來緩解當前局勢並防止另一場大流行？

首先，需要做的第一件事是在世界各地，不僅要說服未接種疫苗的人，而且加強接種了最新加強疫苗的人。在美國，只有大約 70% 的總人口接種了疫苗。此外，這些人中只有一半接受了加強劑量。

此外，非常不幸的是，只有約 20% 的符合條件的人接種了最新的針對 Omicron 菌株 "BA.4 和 BA.5" 的二價疫苗，而在老年人中，只有約 40% 的人接種。

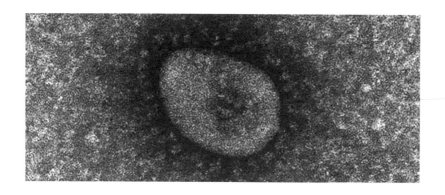

因此，不僅在美國，而且在全世界，需要做的事情之一就是確保人們接種最新的疫苗。因為很明顯，疫苗在預防導致住院和死亡的嚴重疾病方面極為有效。

將 Omicron 菌株 "XBB.1.5" 與之前的變異株進行比較，毫無疑問，免疫逃脫特性更強。換句話説，不僅是疫苗接種產生的抗體，實際感染產生的抗體也能有效抵禦 XBB.1.5。

另一方面，也有一個比較讓人放心的信息，那就是 "XBB.1.5" 比其他病毒更不容易引起嚴重的疾病，因此在美國，感染人數與住院人數和死亡人數之間的關係低於 Delta 毒株等。

因此，儘管具有逃過免疫系統的特性，但在現階段，也似乎不太可能導致比以前更嚴重的病例，導致住院和死亡人數增加。

任何國家都會開始感染這種病毒。感染最終會達到頂峰，然後開始下降。一些國家已經看到了這種趨勢。

真正的問題是，下一個將取代 "XBB.1.5" 的病毒變種是什麼？並且它會比以往的病毒有更強的逃避免疫力的能力，還是會引起更嚴重的症狀？

現階段還沒有出現比"XBB.1.5"免疫逃脫能力更強的變異病毒。但是如所預期的，人類已經被新的變異病毒出賣了，所以我們別無選擇，只能密切關注局勢發展。

為新的變異病毒做準備只能繼續進行"免疫監測"。換句話說，確認新的變異病毒出現，隨時進行基因組分析，如果有更強的繞過免疫力的能力或引起更嚴重的症狀，必將更新疫苗，使其能夠應對需要新的變異病毒。

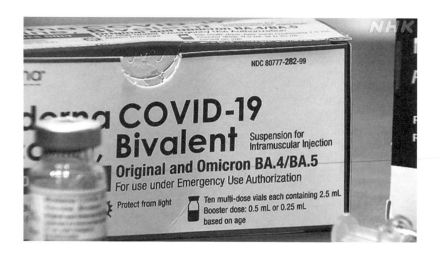

疫情防控是工作的重要組成部分，要了解疫情。比如美國流行什麼？此外，在其他國家流行什麼？非州、南美洲、亞洲、還是其他國家？

唯一目的是定期接種疫苗，該策略是有效的。但是，如果出現新的變異病毒，治療和疫苗接種不能等到流感季節。

將其等同於流感的好處是人們習慣於每年秋天定期接種流感疫苗。如果能每年定期接種一次新冠疫苗，就會產生積極的效果。但是，在沒有準備好流感疫苗的時候，有可能感染新的變異病毒，因此需要靈活應對。像對待流感一樣對待它有好處，但也有壞處。感染 COVID-19 的人中有百分之幾到 15% 的後遺症持續數周到一年或更長時間，但確切數字不知道。

這種後遺症發生的潛在機制也是未知的。目前正在進行多項研究，以了解後遺症的確切機制。仍然需要進行大量研究才能完全了解其工作原理，現在有了非常有效的疫苗，最重要的是讓盡可能多的人接種疫苗，並讓人們的疫苗保持最新狀態。

佛奇退休後宣稱疫苗無用

安東尼・史蒂芬・佛奇（Anthony Stephen Fauci）是美國免疫學家，曾任美國國家過敏和傳染病研究所所長、白宮冠狀病毒工作組成員及總統首席醫療顧問，曾參與愛滋病和 H1N1A 型流感以及 COVID-19 等傳染病的防治研究。

佛奇於 2022 年年底退休，但卻在 2023 年 1 月發表論文全面否定現有疫苗功效，並宣稱還要研發下一代有效疫苗，而比爾・蓋茲（Bill Gates）也配合預測下一場大疫情，並開發新的「吸入性阻滯劑疫苗」，佛奇這篇論文先否定目前疫苗，是為新疫苗開發找藉口，沒完沒了的一代接一代疫苗上市，藥廠賺飽，受害的是受疫苗有用論洗腦的民眾。

佛奇在過去一直鼓吹疫苗好處，自己打了 4 劑疫苗仍確診，依學術期刊審查流程，此篇論文應在 2021 年底就撰寫完成投稿，當時全球疫情仍嚴重，佛奇昧著良心玩兩手策略，一方面叫人打疫苗，另一面卻準備疫苗無用論論文，目的何在，為藥廠圖利潤？大家心知肚明！

佛奇的言論主導全球各國疫苗政策，台灣亦然，疫情指揮中心的陳時中們必需出面解釋。佛奇論文很長，分兩部分，本文僅先說明前段疫苗無效論部分，由於論文涉及專業，為了讓普羅大眾明瞭，特以簡易語言並加註一些內容補充說明，但並沒歪曲原論文內容。

Cell Host Microbe.（細胞宿主微生物）

2023Jan 11; 31（1）：146-157.

Published online 2023 Jan 11.

Rethinking next-generation vaccines for coronaviruses, influenza respiratory viruses（重新思考下一代冠狀病毒、流感呼吸道病毒疫苗）

　　論文摘要指出，在人類呼吸道粘膜中複製但不會感染全身的病毒，包括 A 型流感、SARS-CoV-2（新冠肺炎的病毒）、地區性冠狀病毒、呼吸道融合病毒（Respiratory Syncytial Virus, RSV）和許多其他「普通感冒」病毒，會導致顯著的死亡率和發病率，是重要的公共衛生課題。由於這些病毒本身通常無法誘發完整且持久的保護性免疫功能，因此到今天為止沒有疫苗能有效控制病毒，包括已獲正式許可或正實驗中的疫苗在內。（作者為生化博士）

佛奇這篇論文主要是談到下一代新疫苗研發的問題，所以要先提出目前疫苗無用論，曾主導美國並影響全球疫苗政策的佛奇否定目前疫苗功效，佛奇曾說中國國產疫苗不很有效應，應提供民眾高效疫苗，目前大翻盤提到全球需發展下一代疫苗（next-generation vaccines），目的只有一個：藥廠長達三年大賺新冠肺炎病毒疫苗財還不夠，靠更有效下一代新疫苗繼續撈錢！

佛奇論文中英文摘要內容列於本書附錄

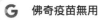

G　佛奇疫苗無用

中　chinatimes.com
https://www.chinatimes.com › opini...

海納百川》疫苗無用論佛奇大翻盤（江晃榮）- 中時新聞網

3 小時前 — 安東尼·史蒂芬·佛奇（Anthony Stephen Fauci）是美國免疫學家，曾任美國國家過敏和傳染病研究所所長、白宮冠...

天下　cw.com.tw
https://www.cw.com.tw › article

無限追打疫苗不切實際，免疫學專家：第三劑已是極限 - 天下雜誌

2022年1月13日 — 追打疫苗將成為未來的常態嗎？各國專家建議，沒有證據支持施打第四劑疫苗。比起不斷追加疫苗，建議...

Google 搜尋 Q 佛奇疫苗無用

二、目前主要傳染病病原體

1. 冠狀病毒

新冠病毒英文是 COVID-19，語源來自代表冠狀（corona）的 CO、代表病毒（virus）的 VI 和代表疾病（disease）的 D 所組成，19 則代表 2019 年。但日本則稱為"新型コロナウイルス感染症"，但日本將從 2023 年 5 月 8 日開始，將新冠病毒感染症降級，降為與一般流感同級的第 5 類傳染病；同時，為了因應降級，也要把目前的病名改掉。

由於新冠病毒目前的變種變得更輕，因此除了要降為第 5 級傳染病。日本「厚生勞動省」也將「新型冠狀病毒傳染病」，改名為「冠狀病毒傳染病 2019」，去掉「新型」兩字，而符合世衛組織「covid-19」病名的漢字版本。

所以冠狀病毒傳染病包括多種疾病，而新冠肺炎病毒傳染病是在 2019 年開始的，所以冠上 2019 年以示區別。

冠狀病毒疾病（coronavirus disease）是由冠狀病毒引起的人類或動物的病。

人類冠狀病毒引起的感染包括四種人類冠狀病毒（HCoV-229E、HCoV-OC43、HCoV-NL63、HCoV-HKU1）引起的普通感冒和以下三種導致嚴重肺炎的新興傳染病：

- **嚴重急性呼吸系統綜合症（SARS），這是由 SARS 冠狀病毒(SARS-CoV)引起的感染，2002 年 11 月出現首例。**

- **中東呼吸綜合症（MERS），由 MERS 冠狀病毒 (MERS-CoV)引起的感染，2012 年 9 月出現首例。**

- **新型冠狀病毒病（COVID-19），由 SARS 冠狀病毒 2(SARS-CoV-2)引起的感染，首例病例於 2019 年 12 月發現。**

還有許多由動物冠狀病毒引起的感染非人類哺乳動物和鳥類的傳染病。冠狀病毒具有高度物種特異性，一般不會感染其他物種，至 2020 年，COVID-19 被推定並歸類為人畜共患疾病，但確切的宿主和傳播途徑尚不清楚。冠狀病毒是以單鏈正鏈 RNA 為病毒基因組的有包膜病毒。

　　人類冠狀病毒 229E（HCoV-229E，Human coronavirus 229E）是一種感染哺乳動物，包括人類和蝙蝠的病毒，也是一種有包膜的單鏈正鏈 RNA 病毒。它與人類冠狀病毒 OC43 都是引起感冒的病毒之一。與人類冠狀病毒 OC43 共同於 1960 年代感染人類首次被發現，是一種極其普遍存在的普通感冒病毒，通常不會引起嚴重疾病。可感染所有年齡段的人，但在 5 歲以下的兒童中更為常見，此外，在 2000 年代以來的一些研究中，感冒樣冠狀病毒中的頻率相對較低。

　　人冠狀病毒 OC43（HCoV-OC43，Human coronavirus OC43）是一種感染人類的冠狀病毒，會引起人類普通感冒。

　　與其他人類冠狀病毒相比，OC43 對神經細胞的侵襲性報導較多，人類冠狀病毒 OC43 是 1889 年至 1895 年間在全球造成 100 萬人死亡的流感 "俄羅斯感冒" 導致這次流行的流感病毒尚未確定，但 H3N8 流感病毒和其他病毒已被列為罪魁禍首。

　　與 MERS 冠狀病毒類似，人類冠狀病毒 NL63（HCoV-NL63，Human coronavirus NL63）被認為是從駱駝演化而來感染人類，是一種引起人類呼吸道感染的冠狀病毒。2004 年在荷蘭一名 7 個月大的病毒性毛細支氣管炎嬰兒中被發現，與呼吸系統疾病有關，主要發生在嬰兒、老年人和免疫功能低下的患者中，並引起季節性感冒。

儘管該病毒於 2004 年被發現，但據估計該病毒已在人群中傳播了幾個世紀。

人類冠狀病毒 HKU1（HCoV-HKU1，Human coronavirus HKU1）是一種 RNA 病毒，當人類被感染時，會出現感冒症狀，如果病情惡化，則會發展為肺炎和支氣管炎。

這是一種有包膜（膜結構）的單鏈正鏈 RNA 病毒，於 2005 年 1 月在兩名香港患者身上被發現，隨後的研究發現，這種疾病已經在世界傳播，而且之前也有過病例。

冠狀病毒中的英文 "Corona" 是什麼意思？

"Corona" 在希臘語中是皇冠的意思，畫太陽的時候，不是在圓圓的太陽周圍畫很多線嗎？這些線也被稱為光冠（corona）。冠狀病毒因其類似於日冕形狀的尖刺而得名。在日全食期間，當太陽完全被月亮遮住時，肉眼實際上可以看到日冕。

為什麼叫 "新"？

因為它確實是 "新" 的。自蘇格蘭女醫生瓊·阿爾梅達（June Almeida）於 1964 年首次發現以來，人們就已經知道了各種冠狀病毒，但新型冠狀病毒是在 2019 年 12 月首次發現的。

新型冠狀病毒的正式名稱為 "SARS 冠狀病毒 2 型（SARS-CoV-2）"，由國際病毒分類委員會於 2020 年 2 月命名。由於 "MERS（中東呼吸綜合症）" 的病名給中東地區留下了不好的印象，WHO 因此使用 "COVID-19" 作為 "SARS 冠狀病毒 2" 引起的傳染病的名稱。

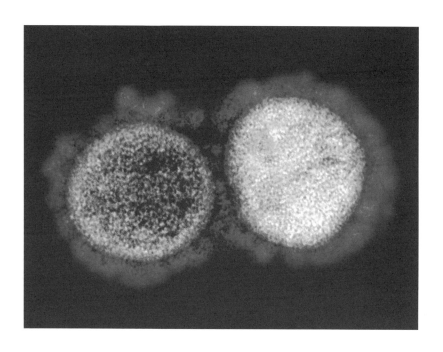

圖：電子顯微鏡下的新冠病毒

2. 流感病毒

流行性感冒病毒，簡稱流感病毒（influenza virus、flu virus），是一種造成人類及動物患流行性感冒的 RNA 病毒，分 4 屬 4 種，A 型流感病毒、B 型流感病毒、C 型流感病毒、D 型流感病毒。但一般使用 "流感病毒" 一詞時，特指 A 型和 B 型，其中，常指感染人類的（流感疫苗不針對 C 型和 D 型）。而人類以外的流感病毒以分離的動物的名稱或縮寫命名。

但原本感染以鴨等水禽腸道為天然宿主的為毒病毒，現已變異可感染人類的呼吸系統。流感與人類有著悠久的歷史，據記載，這種傳染病早在古埃及就已為人所知。不過，科學判斷流感成為流行病可能是在 20 世紀之後，之前的結果都是根據流行特徵和病例估計的，並不能確定是否是流感病毒引起的。因此， "已記錄流感流行的病例" 也因文獻而異。

公元前 5 世紀古希臘希波克拉底文字記載" 流行病學"，內容也有似乎是流感的描述。古羅馬的提圖斯·李維也記載了一種具有流感特徵的病症，如畏寒、高燒、流行快速等。

1173-1174 年，歐洲記錄到流感樣症狀的流行，被認為是第一個有記錄的流感。

　　1510 年，英格蘭的約翰斯頓記錄了該流行病的症狀和經由馬爾他 - 西西里島 - 意大利 - 西班牙 - 法國 - 英國的傳播路線，這是歐洲第一個準確的流感記錄，此後也有很多記錄，特別大的流行有 1580 年、1729-33 年、1781-82 年以及 1830-33 年等。

　　自 1876 年科霍發現炭疽菌以來，各種傳染病的病原體相繼被分離和發現，但流感病原體的發現卻異常困難。

　　從 1889 年到 1900 年，流感在世界範圍內流行（稱俄羅斯流感）。特別是在 1889-1891 年間，在歐美非常流行，根據當時案例，推測可能有幾種類型共同傳播。

　　當時還沒有根據血凝素（hemagglutinin）和病毒神經氨酸酶進行分類，血凝素（hemagglutinin）可使紅血球凝集的抗體或其他物質，神經氨酸酶（Neuraminidase）又稱唾液酸酶（sialidase），是分布於流感病毒被膜上的一種醣蛋白，它具有抗原性，可以催化唾液酸水解，協助成熟流感病毒脫離宿主細胞感染新的細胞，常聽到的

H1N1，H 代表血凝素；N 代表神經氨酸酶。數字代表不同類型。當時被認為可能是 A 型流感病毒中的 H2N2 亞型、H3N8 亞型、H2N8 亞型，然而，有人假設此次流行病是由人類冠狀病毒 OC43 而不是流感引起的。

1892 年，日本北里柴三郎和 Richard Pfeiffer 從流感患者的呼吸道中分離出一種病原體，命名為流感嗜血桿菌，但並未根據科霍原理得到證實。事實上，流感嗜血桿菌並不是 "流行性感冒" 這種疾病的病因，儘管由於歷史原因，目前這個名稱仍然存在。然而，此病原體常引起併發於流感的呼吸道感染。另外，當時病毒本身還沒有被認識，1892 年俄國德米特里· 伊凡諾夫斯基（Dimitri Ivanovsky）首先報導了一種病毒（煙草花葉病毒）的存在，與北里的發現同年。

1902 年，意大利的森坦尼（Centanni）和薩沃努齊（Savonuzzi）證明禽瘟是由病毒引起的。雖然這是世界上第四件發現的病毒，但當時並不知道是 A 型流感病毒，部分原因是其症狀與人類不同。

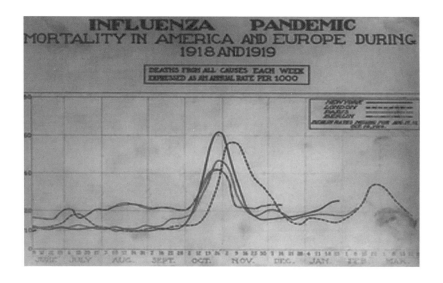

圖：1918 年 10 月至 11 月
西班牙流感紐約、倫敦、巴黎和柏林的死亡人數急劇增加

　　發生於 1918 年至 1919 年的西班牙流感（病原體為
H1N1 亞型）成為世界性流行病（pandemic），6 億人感
染，40 至 5000 萬人死亡，當時人口為 2-30 億人，據說
這是第一次世界大戰結束的根本原因，當時報導了很多
可能是細菌和病毒，但 1919 年經由人體實驗報告，流感
是一種感染粘膜的病毒。

　　1933 年，英國的研究人員由華盛頓一名流感患者身
上分離出的病毒感染雪貂的呼吸道，實驗証明可出現與
人類流感相似的症狀，而且可利用感染病毒進行繁殖，
這一實驗顯示流感的病原體是一種病毒，這種病毒被命
名為流感病毒（即後來的 A 型流感病毒）。後來在感
染過西班牙流感的患者血清中檢測到當時流行毒株的抗
體，明確西班牙流感的病原體是同一種（H1N1 A 亞型病
毒）。

　　1940 年從流感患者體內分離出一種具有不同抗原性
的病毒，命名為 B 型流感病毒。

　　1946 年從一名有感冒症狀的患者身上分離出一種不
同於 A 型和 B 型的病毒，1950 年證明其致病性，命名為
C 型流感病毒。

1955 年，德國的 Werner Schaeffer 證明禽瘟的病原體是 A 型流感病毒。

1957 年，亞洲流感在世界範圍內引起了大流行，與此前流行的 H1N1 亞型不同，這種新病毒屬於 H2N2 亞型，與此同時，H1N1 亞型消失了。

1961 年在南非發現大量死燕鷗，當時從野生鳥類中首次分離出流感病毒。

1965 年前後，美國的科學家在實驗室中成功培育出馬流感病毒與人流感病毒的雜交品種，1971 年又在豬體內成功培育出豬流感病毒與禽流感病毒的雜交品種。

1968 年，香港流感席捲全球，這是一種屬於 H3N2 亞型的新型病毒。與此同時，H2N2 亞型消失了，但卻是目前季節性流感的病因之一。

1976 年，美國總統‧福特發起了第一次大規模疫苗接種運動，旨在遏制流感大流行，為 1 億人準備了疫苗，4000 萬人接種了疫苗，但出乎意料的是，並沒有發生流感疫情，但有 32 人出現格林‑巴利綜合症

（GuillainBarré syndrome，GBS），雖然與接種疫苗
的因果關係不明，結果該計畫因而停止。格林 - 巴利綜合
症是一種急性多發性神經根神經炎，會損害運動肌肉的
運動神經，導致四肢無力，嚴重的情況下，會發生中樞
神經性呼吸衰竭，需要氣管切開術導入氧氣。

1977 年，蘇聯流感大流行，與西班牙流感屬於相同
的 H1N1 亞型，亞洲流感後消失的 H1N1 型再次出現的
原因不明，一種理論認為病毒存在海豹等非人類生物體
中。此時 H3N2 亞型並沒有消失，H1N1 和 H3N2 從此每
年都引起流行，也是當前季節性流感的主要原因。

1997 年，一種高致病性 H5N1 亞型禽流感病毒在香
港由禽鳥直接傳染給人類，造成死亡，推翻了沒有發生
鳥類直接傳播給人類的既定理論，有全球流行的恐懼，
但由於人與人之間的傳播性低，因此沒有導致大流行。
2001 年，一種屬於 H1N2 亞型的病毒被證實在歐洲、北
非和中東的幾個國家的人類中傳播，這是一種同時具有
H1N1 亞型的 H1 和 H3N2 亞型的 N2 的病毒。

2005 年，德裔美國病毒學家 Jeffrey Taubenberger
從埋在阿拉斯加永凍土中的屍體萃取物中對西班牙流感

基因組進行了定序，此外，Yoshihiro Kawaoka 在威斯康辛大學利用反向遺傳學成功合成了西班牙流感病毒。

2009 年，墨西哥開始出現新的流感流行，雖然是 H1N1 型，但與西班牙流感、蘇聯流感不同毒株。在美國被認定為與季節性流感相同。但從 2011 年 4 月開始，被視為是季節性流感，名為 "2009 年 H1N1 流感"，而不是 "新型"。

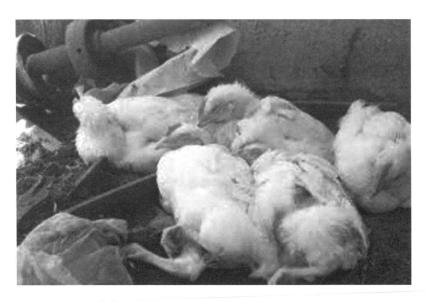

圖：生病的雞

2013 年 3 月左右，H7N9 流感首次在中國上海及周邊地區開始感染人類，上海、北京、河南、安徽、江蘇、浙江等省份都有病例，但沒發現人傳人病例。

目前流感在全球各地每年均造成流行。

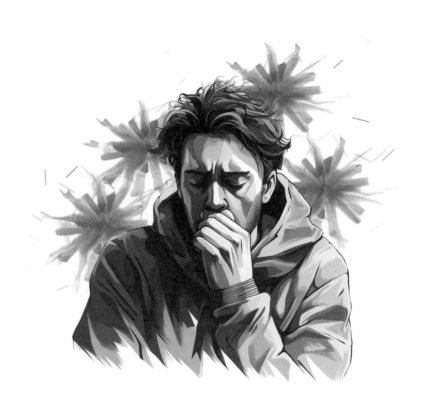

3. 腸病毒

腸道病毒（enterovirus，EV）是無包膜單鏈 RNA 病毒，也稱為腸道病毒，因為是在腸道內繁殖的病毒的總稱。

腸道病毒包括該屬的小兒麻痺症病毒（Poliovirus 或稱為脊髓灰白質炎病毒）、克沙奇病毒（coxsackievirus 又稱柯薩奇病毒）、埃可病毒（ECHO virus），正式名稱腸性細胞致病性人類孤獨型病毒（Eteric Cytopathic Human Orphan virus）以及副腸病毒（Parechovirus PeV）；新發現的命名為 EV68-71、73，目前流行的則是克沙奇病毒 A16（CA16）及腸道病毒 71（EV71），主要在手足口病患者中檢測到。EV 經口或糞便傳播。腸道病毒 71 引起的中樞神經系統併發症（無菌性腦膜炎、腦炎）很嚴重，因此需要謹慎。病毒可在胃腸道（尤其是腸道）內大量繁殖，而胃液的強酸性或胰液的鹼性不會將其殺死。

社區內除了常見的克沙奇 A 型、腸病毒 71 型之外，D68 型由 2022 起也開始感染，2022 年死亡案例是 D68 型，D68 前期症狀是咳嗽、發燒，和一般感冒非常相似，所以臨床上不易辨別，一旦出現急性肢體無力癱瘓或呼吸衰竭，後續恢復狀況就不佳。第一件腸病毒 D68 型出現在 1962 年的美國加州，之後美國一直有零星的個案，但沒有受到重視。直到 2014 年美國爆發大流行，該年的 8~11 月共有 1,121 個確診案例，遍佈 47 州，幾乎讓整個美國本土全部淪陷，也讓全世界首次見識到 D68 型的可怕，台灣也從 2014 年開始監測 D68。

雖然所有年齡層都可能感染腸病毒，但 5 歲以下的孩童較易引發重症，不過，根據法國 2014 年的 D68 流行年齡層分布，除了 5 歲以下的幼童之外，6~15 歲與 16 歲以下也有不少案例。不同於腸病毒 71 型已有疫苗可打（但效果不知），D68 目前既無疫苗、也無治療藥物。許多感染腸病毒者沒有任何症狀，當出現症狀時，可能會導致感冒綜合症或類似流感的症狀，會引起手足口病、皰疹性咽喉炎，這是眾所周知的典型兒童夏季感冒。

新生兒感染後（極少數為子宮內感染）病情會加重，少數發生無菌性腦膜炎、心肌炎，孕婦尤應注意感染，因為感染可能導致早產，尤其是分娩前兩週的感染會增加風險，腸病毒感染的治療主要是支持療法。

4. 猴痘病毒

猴痘（monkeypox，世界衛生組織稱為 mpox），雖然叫猴痘，但認為最初的宿主是囓齒動物，鼠科的一種，只是因為猴子也可以被感染而名。猴痘是一種病毒性人畜共同疫病，猴痘病毒與天花病毒相同是一種包膜雙鏈 DNA 病毒。

目前報告的猴痘病例大多來自非洲，近年來，尼日利亞、剛果民主共和國等國報告稱，非洲的猴痘病例呈上升趨勢，令人擔憂有得過天花疫苗接種史的人正在減少，而猴痘患者的數量正在增加。但不同譜系的猴痘病毒分佈在非洲不同地區，眾所周知，來自西非（例如尼日利亞）的猴痘病毒的致病性低於來自中非（例如剛果民主共和國）的猴痘病毒。在非洲以外，也有與旅行和動物進口有關的零星猴痘病例報告，包括美國、英國、新加坡、以色列與台灣。猴痘的病理與 1980 年在世界上被消滅的天花非常相似，僅憑症狀很難區分這兩種疾病。然而猴痘在人與人之間的傳播頻率低於天花，而且嚴重程度也遠低於天花。人類感染猴痘病毒後，會在潛伏期約 12 天後出現發燒、出疹等症狀。

2003 年美國爆發猴痘期間，有 34 名被診斷患有猴痘的患者出現與天花非常相似皮疹的，其特徵是出現水泡。

同樣的在水痘中，看到水泡時，皮疹出現在不同的時間，如水泡出現時和皮疹形成結痂時，與天花相比，猴痘更容易引起頸後淋巴結腫大。

猴痘治療是對症下藥的，天花治療藥在美國、英國等已獲批上市，猴痘的臨床表現類似於天花，天花疫苗（smallpox vaccine）對猴痘也有效，1980 年，經過全球疫苗接種和控制運動，天花被宣佈已在全世界消滅，因此接種過天花疫苗（即種牛痘）的人對猴痘均有免疫力。

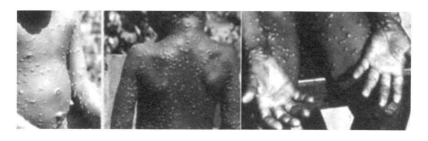

圖：猴痘的皮膚症狀

5. 人類乳突病毒

人類乳突病毒（human papillomavirus，HPV）是屬於乳頭瘤病毒科的病毒之一。也稱為人乳頭瘤病毒，之所以如此命名，是因為形成稱為乳頭狀瘤或乳頭狀瘤的疣。此病毒有 100 多種不同的類型，根據類型的不同，與手、腳、臉等處的疣、尖狀濕疣，也就是俗稱的菜花（Condyloma acuminata），即一種發生在生殖器部位的性傳播疾病以及子宮頸癌有關。

人類乳突病毒通常會因各種免疫反應而從體內清除，具有高致癌風險的 HPV 16 型和 18 型也會在出生時感染。

目前已經開發出針對某些類型病毒的人乳突病毒疫苗（HPV 疫苗），但其副作用在日本、歐洲和美國一直存在爭議。人類乳突病毒具有環狀結構但沒有包膜的雙鏈 DNA 病毒，在世界各地已存在很長時間，目前有 180 多種 HPV 基因型進行分類，已知 40 多種可感染生殖器粘膜，其中 HPV16 在全球約 50% 的子宮頸癌中檢出。

除膀胱癌和咽喉癌外，近年來也有人指出與外陰癌和肛門癌的關聯。HPV 疫苗有二價和四價，後來又增加了九價疫苗，二價疫苗退出市場，均採用重組 DNA 技術生產。

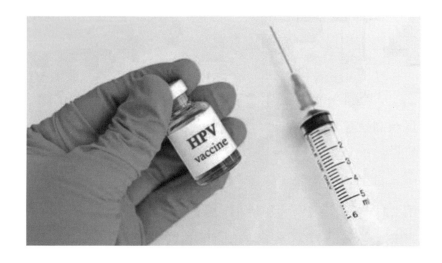

圖：示意 HPV 疫苗

6. 帶狀疱疹病毒

帶狀疱疹（herpes zoster、shingles、zoster 或 zona）俗稱皮蛇，是一種因為水痘帶狀疱疹病毒（Varicella zoster virus，VZV）感染造成疼痛紅疹的疾病，其病毒與引致水痘（Chickenpox）的病毒屬同一種類，當水痘痊癒後，水痘帶狀疱疹病毒潛伏在體內神經節，發作時再次被激活，沿著神經節所支配的皮膚而發出來。

常見症狀明顯的疱疹病毒，可分為二種：單純疱疹病毒（Herpes Simplex Virus；HSV）及水痘帶狀疱疹病毒，都是 DNA 病毒，也就是是一種以 DNA 為基因組的病毒。

身體的免疫系統會因衰老、疲勞和壓力等日常事物而受到損害，當健康時，免疫系統就會很強，因此水痘-帶狀疱疹病毒的活性會受到抑制，帶狀疱疹的發病與年齡增長有關，從 50 歲開始帶狀疱疹發病率增加，發病率在 50 年代、60 年代和 70 年代逐漸增加，大約三分之一的人會在 80 歲時患上帶狀疱疹。

大約 70% 的帶狀疱疹患者年齡在 50 歲以上，但剩下的 30% 則包括 20 多歲、30 多歲的人，甚至年輕人也可能感染。

除了自己知道是小時候得過水痘的人外，還有不知道自己曾得過水痘的人，很多成年人體內都攜帶有水痘 - 帶狀疱疹病毒而能會得帶狀疱疹。

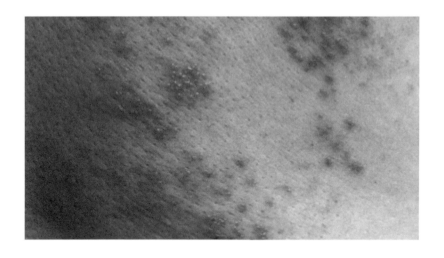

圖：帶狀疱疹皮膚症狀

7. 禽流感病毒，新城雞瘟病毒

（1）禽流感病毒

禽流感（Avian influenza、Avian flu、bird flu）是由 A 型流感病毒感染鳥類引起的一種鳥類傳染病，禽流感病毒屬於 RNA 病毒的正黏病毒科，分 A、B、C 三型，其中 A 型流感病毒多發於禽類，一些 A 型也可感染豬、馬、海豹和鯨等各種哺乳動物及人類；B 型和 C 型流感病毒則分別見於海豹和豬的感染。病毒依據其外膜血凝素（H）和神經氨酸酶（N）蛋白抗原性的不同，可分為 16 個 H 亞型（H1 ～ H16）和 9 個 N 亞型（N1 ～ N9），感染人的禽流感病毒亞型主要為 H5N1、H9N2、H7N7，其中感染 H5N1 的患者病情重，致死率高。

禽流感病毒是引起禽類從呼吸系統到嚴重全身敗血症等多種症狀的傳染病。禽流感容易在鳥類間流行，過去在民間稱為“雞瘟”，國際將其定為 A 類傳染病。禽流感 1994 年、1997 年、1999 年和 2003 年分別在澳大利亞、義大利、中國香港、荷蘭等地大暴發，2005 年則主要在東南亞和歐洲暴發，近年來全球各地均有發生例。

禽流感病毒在水禽（水禽鳥）的腸道內繁殖，並通過水中糞便水中在鳥類之間傳播。受感染的水鳥不會在宿主身上引起症狀。在病毒中，有一些在家禽如雞、鵪鶉、火雞等被感染時致病性極高，此類菌株被稱為高致病性禽流感（Highly Pathogenic Avian Influenza，HPAI），對全世界的家禽業構成威脅。

禽流感依字面意思是"禽流感"，與感染人類的流感不同，以往禽流病毒感染機率不高，即使感染也不太可能發生人傳人，但也有案例。

目前已有人因接觸大量病毒或宿主自身體質而感染的報導，也有人與 H5N1 亞型病毒和 H7N9 亞型病毒家禽接觸後感染和發病的報導，受感染的個體同時擁有人類和禽流感病毒的受體。

另外，人流感病毒本身可能是由水鳥禽流感病毒經過一定的變異而產生的，或是禽流感病毒與人流感病毒混合變異，產生可感染人類的病毒，所以有人傳人（human-to-human transmission）的流感病毒株暴發風險可能，禽流感感染的趨勢已受到全球密切關注。

流感病毒中，感染鳥類的為 A 型，血清型（H1-H16）×（N1-N9）有多種組合。由於物種障壁，過去人類被認為只會感染人流感，鳥類只會感染禽流感，但近年來卻出現了感染人類的高致病性禽流感。

人類感染高致病性禽流感的情況很少見，尚無人類因食用雞肉或雞蛋而感染病例的報告，然而，1997 年流行時感染者的死亡率為 30%，2004 年流行時為 60-70%，一些專家指出這些死亡率沒有經過血清學研究，因此不是 "死亡率" 的真正含義。

此外，禽流感病毒在加熱時會失去傳染性。即使食物中有病毒，只要食物在食用前經過充分加熱，就沒有感染的風險。

在人類流感中，迄今為止流行的類型是（H1，H2，H3）×（N1，N2）（人類也感染了 B 型和 C 型）。此外，已知馴養的豬、馬、水貂以及野生海豹和鯨魚也會被感染。有一種假設認為，感染人類的病毒類型是水禽源病毒感染豬，病毒在豬體內發生交叉變異。

H5N1 禽流感病毒在禽與禽之間傳播，偶爾會感染人類，但與人流感病毒不同，人與人之間的感染傳播尚未得到證實。但隨著禽流感病毒傳染範圍廣、持續時間長，病毒在豬和人體發生變異的風險越來越大。自 80 年代後期以來，多位病毒學家提出人類大流行性流感的爆發可能以 15-20 年為周期發生，即上次大流行即 1977 年前蘇聯流感後的 20 年。

禽流感是一種新的人類流感病毒株，將成為一種流行病，自 1997 年香港爆發禽流感後，世界衛生組織也加強了禽流感的監測系統，警告說引起全球性大流行，如果發生這種情況，估計將有多達 5 億人死亡。

雖然人傳人的病毒突變對人體具毒性，但在透過與現有流感病毒進行基因雜交而產生的新型流感病毒卻可以降低對人體的毒性。但是，如果 H5N1 不與人流感病毒雜交而單獨發生變異，獲得感染人類的能力，則有可能維持目前的高毒力，這就是西班牙流感和蘇聯流感即使病毒類型相同（H1N1 型）但死亡人數差異卻如此之大的原因之一。

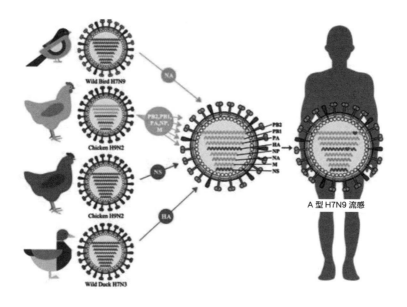

Wild Bird H7N9

Chicken H9N2

Chicken H9N2

Wild Duck H7N3

NA

PB2,PB1,
PA,NP,
M

NS

HA

PB2
PB1
PA
HA
NP
NA
M
NS

A 型 H7N9 流感

（2）新城雞瘟病毒

新城疾病或雞瘟病毒（Newcastle disease virus：NDV）是另一種可傳人的禽類病毒。

新城疾病是鳥類的一種病毒，可感染許多家禽和野鳥，包括雞。是許多國家的家禽病，傳染性很強，對經濟造成重大影響，某些國家將雞、鴨、鵪鶉和火雞這一疾病指定為法定傳染病。

新城疾病是 1926 年首次在東南亞發現，1927 年在英國泰恩河畔紐卡斯爾（Newcastle）再度發現，故名。"紐卡斯爾" 譯為 "新城"。

新城疾病病毒是一種單鏈 RNA 病毒，與麻疹病毒、腮腺炎病毒、瘟熱病毒同屬副粘病毒科。

新城疾病病毒可透過被病鳥糞便污染的飼料、水、設備和衣物傳播。除了人類直接接觸病禽時也禽出現輕微結膜炎和流感樣症狀。

鳥類的症狀依病毒株、宿主種類、健康狀況和年齡以及頸部腫脹、腹瀉、蛋殼異常和產蛋量下降而有很大差異，雞是最容易感染的，但可能會被誤認為是禽流感。

新城疾病毒株分為強毒株、中等毒株和弱毒株，強毒力型又分為亞洲型（內臟毒力型）和美洲毒力型（神經毒力型）。強毒株會引起嚴重的呼吸道和神經系統症狀，具有高度傳染性，死亡率高達 90%，中等毒菌株引起咳嗽和產卵異常，死亡率約為 10%，弱毒菌株的死亡率則很低，幾可忽略不計。

過去對感染新城疾病禽類都進行撲殺，目前可以透過系統的疫苗接種和衛生設施進行預防，但仍有許多待探討變數在，預防雞瘟的疫苗有兩種，一種用於小雞，叫雞新城疾病二系弱毒疫苗，另一則是用於健康雞和成年雞，稱為雞新城疾病的弱毒疫苗。

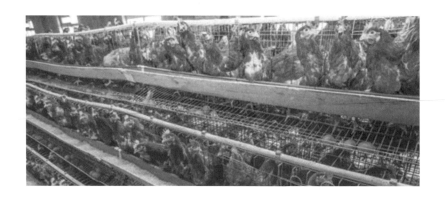

8. 愛滋病

後天免疫缺乏症候群（Acquired immunodeficiency syndrome，AIDS），一般稱為愛滋病，是一種由人類免疫缺乏病毒（human immunodeficiency virus，HIV，又稱愛滋病毒）感染造成的疾病。

這種病毒是逆轉錄科（Retroviridae）的一種 RNA 病毒，已知有兩種類型的 HIV。HIV-1 和 HIV-2。HIV-1 是第一個被發現的病毒（最初稱為 LAV，或 HILV-III）。HIV-1 更具毒力和傳染性，是全世界 HIV 感染的主要病原體。與 HIV-1 相比，HIV-2 的傳染性較低意味著在接觸 HIV-2 時建立感染的可能性較低。由於其相對傳染性，HIV-2 幾乎僅限於西非。

人類免疫缺乏病毒感染並破壞免疫細胞，導致後天免疫缺乏，感染後兩到四個星期，人會出現無症狀或流感樣症狀，隨後是 5 到 10 年的無症狀潛伏期。後來會出現類似流感的症狀和全身性脂溢性皮炎（Seborrhoeic dermatitis 或 Seborrheic dermatitis），繼而出現許多感染。

除了不戴保險套的性交外，主要的傳播途徑是用注射器亂射等血液感染，以及母嬰傳播，可驗血檢查是否感染。愛滋病不僅是一種細胞免疫缺陷病，且是一種由慢性病毒血症引起的"全身性炎症性疾病"。

除了與免疫系統減弱相關的機會性感染外，HIV 感染本身會造成血管內皮損傷，增加腦血管疾病（腦梗塞、腦出血等）和心血管疾病（心肌梗塞等）的風險。

使用抗 HIV 藥物的高效能抗愛滋病毒治療（highly active antiretroviral therapy；HAART）於 1981 年在美國首次被發現，直到 90 年代中期才正式使用，藥物能夠減少體內 HIV 的數量，但服藥有副作用且必須終生持續服藥，以抑制 HIV 的發作。HAART 俗稱「雞尾酒療法」是組合至少三種抗愛滋病毒藥物，以有效控制愛滋病毒感染者的血漿病毒量（plasma viral load）、提高 CD4 淋巴球數，降低病患腫瘤與死亡的風險，並減少愛滋病毒傳播。

HIV 可能起源於非洲科麥隆黑猩猩，並感染人類並傳播到世界各地，1981 年居住在美國洛杉磯的一名同性戀男性中首次發現和報導，但這是第一例被正式承認的愛滋病病例，自 1950 年代以來就有疑似病例報告，當時中非報告了一組稱為 "減肥病" 的疾病，在 1981 年病例報告後的短短 10 年裡，全球感染人數已蔓延至 100 萬人。

最初，當愛滋病開始在美國蔓延時，除了對不明原因的致命疾病的恐懼外，感染者中有許多是同性戀或吸毒成癮者，因此對感染者存在社會偏見，目前 HIV 已被確定為病原體，現在已知可發生在異性性行為感染和分娩時的母嬰傳播，並被廣泛認為是普及性疾病。

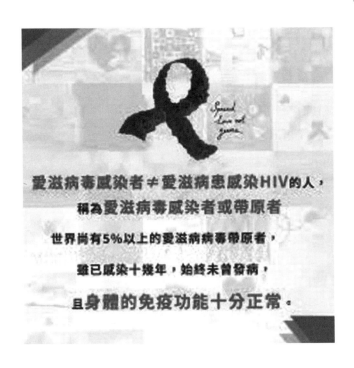

愛滋病毒感染者 ≠ 愛滋病患感染HIV的人，

稱為愛滋病毒感染者或帶原者

世界尚有5%以上的愛滋病病毒帶原者，

雖已感染十幾年，始終未曾發病，

且身體的免疫功能十分正常。

9. 肝炎病毒

病毒性肝炎（Viral hepatitis）是由肝炎病毒（hepatitis virus）引起的肝臟炎症性疾病。種類有（1）1973 年發現的 A 型肝炎是 RNA 病毒（2）1964 年發現的 B 型肝炎是 DNA 病毒（3）1989 年發現的 C 型肝炎是 RNA 病毒（4）1977 年發現的 D 型肝炎是 RNA 病毒（5）1980年發現的 E 型肝炎是 RNA 病毒（6）1994 年發現 F 型肝炎是 RNA 病毒（7）1995 年發現 G 型肝炎是 RNA 病毒（H）1997 年發現 TT 型肝炎是 RNA 病毒，在大多數情況下，A 型肝炎、B 型肝炎和 C 型肝炎很常見，E 型肝炎主要在開發中國家流行，但其他肝炎則很少見。此外，肝炎還可能由巨細胞病毒（Cytomegalovirus）、EB病毒、單純皰疹病毒、風疹病毒、麻疹病毒、細小病毒（Parvoviridae），等病毒引起。

經由口腔感染的有 A 型肝炎病毒及 E 型肝炎病毒、血液及體液感染為 B 型肝炎病毒、C 型肝炎病毒及 D 型肝炎病毒等，A 型肝炎多表現為急性肝炎，而 B 型和 C型肝炎多表現為慢性肝炎，此外，B 型肝炎常引起暴發性肝炎。

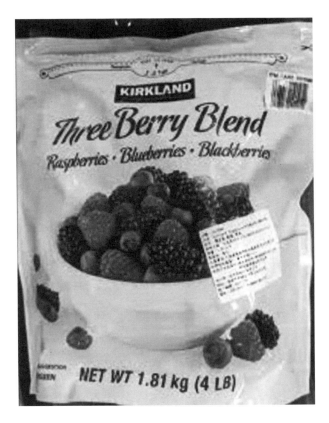

食品染Ａ肝病毒

B 型肝炎疫苗研發與台灣生物技術產業

　　B 型肝炎是一種由感染 B 型肝炎病毒（HBV）引起的病毒性肝炎。因為這是透過血液傳播的，所以在常規檢查制度還沒有建立的時候是經由輸血傳播的，在 1986 年實行母嬰阻斷之前是由母嬰傳播，預防措施包括不共用注射器和在性交時使用保險套等。主要治療包括使用干擾素和核酸類似物的抗病毒治療。

　　B 型肝炎病毒帶原者約 95% 可自癒，但約 5% 發展為肝炎，可進展為慢性肝炎、肝硬化、肝癌，B 型肝炎病毒是透過血液和體液的飛沫傳播。垂直傳播為母嬰傳播，橫向傳播為性行為、性傳播疾病、輸血、器官移植、紋身、針刺事故、注射器重複使用、接觸性運動等。

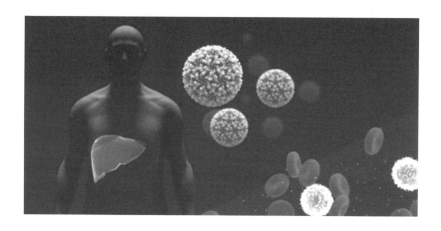

許多研究資料顯示肝細胞癌及肝硬化與 B 型肝炎慢性帶原密切相關，台灣 B 型肝炎病毒帶原者人數很高，曾被譏稱為國病，過去這段歷史與台灣生物科技產業發展有關，而著者也曾參與 B 型肝炎疫苗的研發。

　　1983 年台灣地區十大死因之首，為惡性腫瘤，其死亡率高達 81.65/100,000，其中死於肝細胞癌者約佔 20%，為男性惡性腫瘤死亡之首因，男性惡性腫瘤死因的第二位；肝硬化亦居台灣地區十大死因第六位，死亡率為 17.11/100,000。台灣為世界上 B 型肝炎表面抗原高帶原抗地區之一，帶原率高達 15-20%。

　　平均每 6 個人，就有 1 人受到 B 型肝炎病毒的感染，每 20 至 25 人就有 1 人感染 C 型肝炎，在這些感染者中，約有 20 ～ 25% 會導至肝硬化及肝癌，危害國人健康甚巨。

　　愈年幼發生的感染愈容易演變成高傳染力的 e 抗原陽性慢性帶原者，B 型肝炎 e 抗原（Hepatitis B e antigen），簡稱 B 肝 e 抗原、HBeAg，是 B 型肝炎病毒的一種病毒蛋白，如果患者身上檢測出 B 型肝炎 e 抗原陽性，則較為可能傳播 B 肝病毒。

　　台灣地區 B 型肝炎帶原母親中約有 40％為 e 抗原陽性者，比率高於世界上其他 B 型肝炎流行地區，若母親為 B 型肝炎 e 抗原陽性帶原者，其所生之新生兒約有 90％會成為帶原者，上述母兒垂直途徑之感染大多發生於分娩時，新生兒可能因接觸母血而被感染。

　　1981 年研究發現於新生兒出生時及出生後 3 個月和 6 個月時各注射一劑 0.5mlB 型肝炎免疫球蛋白（Immunoglobulin，Ig），可達到 75％的預防效益，經兩項試種實驗證實注射疫苗及一劑 B 型肝炎免疫球蛋白則可達到 90％的預防效益。

　　這個重要的成果使台灣地區的 B 型肝炎防治邁入新的領域。

　　行政院於 1981 年核定實施 B 型肝炎防治計畫，並在經濟部成立財團法人生物技術開發中心（生技中心），以研發 B 型肝炎疫苗，這是大型國家計畫，著者當時以第一批研究人員進入生技中心服務。

　　當初台灣是希望以截斷傳染途徑來減低 B 型肝炎之罹病率及相關的死亡率，此一防治計畫雖然包括建立肝炎患者資訊中心、加強衛生教育、督導輸血檢驗、發展自製檢驗試劑等，重點則在以預防接種疫苗防止母兒垂直感染的研究上。

當時台灣研發 B 型肝炎疫苗是由 B 型肝炎病毒表面抗原的基因透過重組 DNA 技術（遺傳工程，基因剪接）移至到酵母中，酵母只產生表面抗原來製造疫苗，這是所謂第二代疫苗，藉由研發疫苗培育生物科技人才，政府整體方向是正確的，所以台灣的生物科技產業起步很早，後由於多種原因，已輸給韓國在內其他晚起步國家。

台灣自 1982 年開始推動「加強 B 型肝炎防治第一期計畫」，並於 2011 年起併入「急性傳染病流行風險監控與管理計畫」接續執行防治工作，同時維持 B 型肝炎疫苗高接種完成率、提升肝炎篩檢率及擴大治療人數等措施。

由於疫苗研發需十年以上時間緩不濟急，西元 1984 年由政府主導，於新竹科學園區興建 B 型肝炎疫苗廠保生製藥公司，以自製供應部份國內需要之疫苗。保生製藥公司成立後，引進法國巴斯德藥廠的疫苗製造技術，開始生產由血漿抽取的第一代 B 肝疫苗，並於 1986 年疫苗成功問世，卻在上市時遇到困難，先後跟衛生署、民意代表產生不同意見，1992 年衛生署採納民意代表的意見，不再採購第一代疫苗，接着跟美國藥廠購買第二代遺傳工程疫苗， 1994 年 「保生製藥」的血漿疫苗幾乎完全退出市場，隔年正式宣佈解散，成為台灣第一個生物科技公司發展失敗例。

　　1984 年 7 月，B 型肝炎預防注射實施計畫正式展開，台灣地區建立全面檢驗為孕婦辦理 B 型肝炎檢驗，凡 B 型肝炎表面抗原帶原母親所生之新生兒，於出生後 1 週、5 週、9 週及第 12 個月各需注射 5g 巴斯德肝炎疫苗，在台灣 B 肝的防治經由疫苗的注射可以讓國人免於 B 肝的感染，同時也減少了孩童罹患肝癌的機會，B 肝的治療計畫更直接將已罹患有慢性 B 型肝炎的病人，經由治療而減少進行至肝硬化的機會，同時對已進入肝硬化的病人，經由治療可以免於肝衰竭及肝癌的可能性。

生物技術的奇蹟
Miracles of biotechnology

胰島素之產製 Production of Insulin

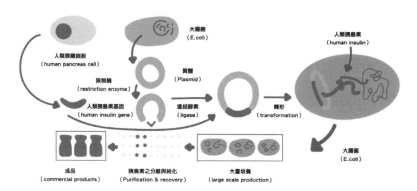

10. 肺炎鏈球菌

肺炎鏈球菌（Streptococcus pneumoniae）是一種引起肺炎等呼吸道感染和全身感染的細菌，在臨床中通常被稱為肺炎球菌，有時也稱為肺炎双球菌（Diplococcus pneumoniae），肺炎鏈球菌是細菌而非病毒，並因與呼吸道疾病有關，又有疫苗，在新冠肺炎疫苗欠缺時常被提出討論，所以有必要認識此病原體。

因為此菌是肺炎的病原體，所以被稱為 pneumococcus（肺炎球菌）字源來自肺炎（Pneumonia）。1881 年，美國陸軍醫生喬治‧米勒‧斯騰伯格（en）和法國化學家路易斯‧巴斯德同時將其分離出來。

此一細菌在 1926 年被稱為肺炎雙球菌，因為在革蘭氏染色痰中具有獨特性外觀，1974 年因在液體培養基中呈鏈狀生長而更名為肺炎鏈球菌。

肺炎鏈球菌，顧名思義，是呼吸道細菌感染的重要病原體。

在一般細菌疾病中，此菌是社區性肺炎最常見的病因，在嬰兒中僅次於流感嗜血桿菌（Haemophilus influenzae），可能擴展為全身感染的症狀，以出現鐵鏽色痰而聞名。

由於嬰兒的咽鼓管較短，通常寄居在鼻咽部的肺炎球菌很容易通過咽鼓管進入中耳，成急性中耳炎。全身侵入性感染也常見於嬰兒，細菌直接從鼻咽進入血液，在產後早期，嬰兒帶著來自母親針對肺炎球菌的特異性母體抗體（IgG2 類）可預防肺炎球菌感染，但這種抗體的濃度在出生後的頭幾個月急劇下降。

另一方面，IgG2 類抗體產生能力在 4 歲左右才會成熟，所以從母源抗體消失到自身產生這段時間，孩子對肺炎球菌感染毫無抵抗力。因此，醫生都建議 2 個月大後儘早接種疫苗以獲得對肺炎球菌的免疫力是預防全身性肺炎球菌感染的唯一途徑，但果真如此嗎？

最嚴重的全身性肺炎球菌感染為細菌性腦膜炎，死亡率高，10-20% 的患者會出現神經系統後遺症，症狀包括發燒、頭痛、嘔吐、意識障礙和抽搐，症狀擴展極快，發病 24 小時內可死亡（暴發型）。

肺炎球菌也會導致彌散性血管內凝血（Disseminated Intravascular Coagulation，DIC），大量促凝物質入血，凝血因子和血小板被活化，使凝血酶增多，微循環中形成廣泛的微血栓，因與血液中的凝血因子被消耗，故名"凝血"，但症狀為出血傾向。

微血栓在各個器官中引起栓塞症狀，因此，如果 DIC 狀態持續下去，將導致多器官功能衰竭。治療包括蛋白酶抑制劑和凝血因子替代療法。

此外，患者還觀察到化膿性骨髓炎、化膿性關節炎和蜂窩組織炎。肺炎球菌肺炎在成人和嬰兒中均伴有菌血症（bacteremia 或 bacteraemia）。多項研究顯示，肺炎感染成人侉隨著病情加重，被認為並引發敗血症（Sepsis）嬰幼兒則是咽喉部的肺炎球菌進入血流並引起播散。

肺炎球菌疫苗（Pneumococcal vaccine）是一種針對肺炎鏈球菌的疫苗，宣稱可以預防肺炎、腦膜炎和敗血症。肺炎球菌疫苗有兩種類型，分別為傳統型的莢膜多醣體疫苗（PPV）及結合型疫苗（PCV），給藥方式為肌內或皮下。

11. 普利昂－狂牛病，人類庫賈氏症病原體

普利昂（Prion）又稱為朊毒體、朊粒、毒朊、蛋白質侵染因子、蛋白侵染子、傳染性蛋白顆粒、普恩蛋白等，是一種具感染性的致病因子，能引發哺乳動物的傳染性海綿狀腦病。普利昂疾病（傳染性海綿狀腦病）和阿茲海默症、帕金森氏症同屬於神經退化性疾病，擁有類似的致病機制。普利昂在過去有時也被稱為朊病毒。但現在已知不是病毒，而是僅由蛋白質構成的致病因子。雖然不含核酸，但可自我複製且具有感染性，prion 是複合詞，由 proteinaceous 的首字母縮寫詞和 infective 合成，是"具有傳染性的"加上與病毒粒子的相似性的意思。

普利昂是由錯誤折疊的普利昂蛋白（Prion protein，PrP）聚集組成，所以是由蛋白質組成的傳染原。通常情況下，朊病毒是指理論上的感染單位。

在科學計數法中，PrP 是指在許多組織中發現的內源性朊病毒蛋白，而 PrPSC（scrapie isoform of the prion protein）是指 PrP 的錯誤折疊形式，負責導致神經變性的澱粉樣斑塊形成。

　　已發現錯誤折疊形式的朊病毒蛋白與各種哺乳動物的許多疾病有關，例如牛海綿狀腦病（Bovine spongiform encephalopathy;BSE）和人類的庫賈氏症（Creutzfeldt-Jacob Disease，CJD），所有已知的朊病毒疾病都會影響包括大腦在內的神經組織結構，目前都是無法治癒的致命疾病。

　　1960 年代，放射生物學家 Tikvar Alper 和生物物理學家 John Stanley Griffiths 發現引起羊搔癢症和庫賈氏症的神秘傳染原對紫外線輻射有抵抗力，因此提出傳染性海綿狀腦病是由既非細菌也非病毒的純蛋白質感染因子引起的假說，提出這個假說理由是紫外線輻射應該會破壞核酸。

　　1982 年，舊金山加利福尼亞大學的史坦利‧布魯希納（Stanley B. Prusiner）的團隊成功地純化了一種假想的感染因子，發現該感染因子主要由一種特定的蛋白質組成。Prusiner 將這種傳染性病原體命名為 "朊病毒"，但構成朊病毒本身的特定蛋白質稱為朊病毒蛋白（PrP），並以傳染性和非傳染性兩種形式進行了描述，視為一種可以吸收病毒的物質結構，1997 年，Prusiner 因其在朊病毒方面的工作而獲得諾貝爾生理學或醫學獎。

哺乳動物的普利昂疾病主要有羊搔癢症、牛腦海綿狀病變（狂牛症）、鹿的慢性消耗病等。人類的普利昂疾病包括庫賈氏症（包含散發性、家族性、與變異型庫賈氏症），致死性家族失眠症，食人部落發現的庫魯病。普利昂疾病和其它相關的神經退行性疾病不同處在於具有感染性，且有跨物種感染的現象。

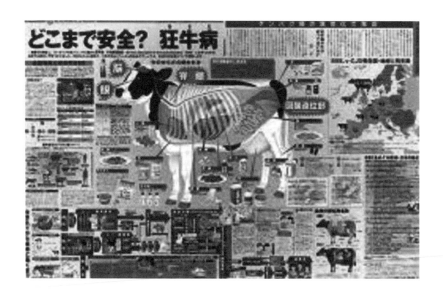

狂牛病的肉及加工品能不能吃？

當人類食用狂牛病牛的肉、腦、內臟或骨髓，經過輸血、使用萃取自病牛組織的保養品、或食用透過食物鏈累積在其他食物中的普利昂病原時，進入人體的「變性普利昂蛋白」便會誘導原來存在人腦中的「正常普利昂蛋白」產生變異，導致腦細胞病變，不斷在神經細胞內複製堆積，造成腦神經元細胞壞死、腦功能退化而死亡。已知人類、牛、羊、和鹿，皆會透過此種方式染病，所以是一種跨物種的傳染疾病，感染狂牛病的牛的部位不宜食用，主要是腦、脊髓、視網膜（眼膜）、迴腸末端（小腸的最後部分）等部位，在牛在身體的其他部位並沒有發現普利昂轉移因子，即使是被感染的牛，肉也是安全的。

只要食用距狂牛的神經系統組織愈近的部位，風險便愈高。目前證實變性普立昂蛋白可存在於罹患狂牛症牛隻的腦、脊隨、眼、舌後根、三叉神經節、背根神經節以及扁桃腺、迴腸末端等部位，因此，這些部位已被聯合國世界動物衛生組織稱為「特殊危險物質」，並被禁止作為食物，人類若吃進含變性普恩蛋白的肉品，也可能罹患新型庫賈氏症，典型的庫賈氏症是人體內正常普恩蛋白變性所致，腦組織同樣會出現空泡海綿狀的病變，目前全世界每 100 萬人就會有一位庫賈氏症病例，每年約有 6400 件病例。

庫賈氏症是有家族遺傳或接受過器官移殖、輸血、使用激素者等較易患病，罹病年齡平均都在 63 歲以上，症狀為漸進式痴呆、運動失調、肌痙攣、動作不自主等，多數患者在發病後 6 ～ 12 個月死亡。

所以要降低感染新型庫賈氏症的風險，只要不吃特定風險部位即可，世界動物衛生組織（OIE）規範的特定風險物質在 30 月齡以下的牛隻只有扁桃腺和迴腸末端，30 月齡以上的牛隻則再加上腦、眼睛、脊髓、頭骨以及脊柱等，此規範是根據科學家在 1990 年代所做的狂牛症人工感染實驗所作結論。

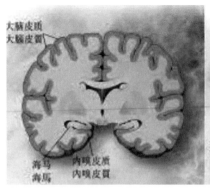
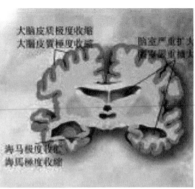

12. 豬口蹄疫病毒

口蹄疫（學名：Aphtae epizooticae，foot-and-mouth disease，俗稱口蹄疫）是家畜的傳染病之一，也是一種由口蹄疫病毒引起的傳染病，主要感染偶蹄動物（豬、牛、水牛、山羊、綿羊、鹿、野豬、羚羊等）、刺蝟、大象。

該病的特點是傳播性高、受影響動物的生產力降低以及幼畜死亡率高，如確認感染，一旦發現受影響的動物，將盡快撲殺，以防止傳染給其他牲畜。此外，為了防止疾病傳播到其他地區的牲畜，將在地區和全國範圍內限制牲畜的流動，進而使牲畜產品無法大規模出口，由於這些原因造成的經濟損失是巨大的，是畜牧業人士非常害怕的一種疾病。

豬口蹄疫每年在世界各地發生，主要發生在亞洲、中東、非洲和南美洲。早在 17 – 19 世紀，德國、法國、瑞士、意大利、奧地利已有口蹄疫的流行記載。歷史上，1951-1952 年在英法爆發的口蹄疫，造成的損失竟高達 1.43 億英鎊；1967 年英國口蹄疫大爆發導致 40 萬頭牛被屠宰。台灣口蹄疫自 1997 年 3 月 20 日起爆發至少撲殺了 385 萬頭豬，經濟損失達到 1700 億以上，之前估計脫離口蹄疫陰影至少要 2～5 年，但一直到 22 年後的 2019 年，台灣才真正脫離，台灣豬肉重新回到國際市場。

豬口蹄疫病理上表現為病毒血症，外在表現為發熱、嗜睡、大量流口水，破裂成為傷口。這就是"口蹄疫"名稱的由來。但是，也有不形成水泡的報導。

基本上，口蹄疫和其他病毒感染一樣，都存在亞臨床感染，即使沒有症狀，疫區的牛、豬也有可能成為傳染病的帶菌者。

水泡破裂時傷口疼痛（包括隨後繼發細菌感染）影響進食和行走，耗盡體力，幼畜的死亡率可達 50%，但成畜的死亡率僅為百分之幾，然而，上述症狀降低了產奶量和產肉量，這對畜牧業是一個重大打擊。

豬口蹄疫是由口蹄疫病毒（Foot-and-mouth disease virus，FMDV）感染引起的，FMDV 屬於小 RNA 病毒科（Picornaviridae）口瘡病毒屬（Aphthovirus），在病毒的中心為一條單鏈的正鏈 RNA，從病毒學的角度來看，口蹄疫病毒可以通過密切接觸傳播。

　　若人感染主要症狀為發熱、口腔出現水泡，經靜脈補液等可痊癒，至今沒有科學證明人感染豬口蹄疫死亡報告，也尚未確認人與人之間的傳播病例。

　　理論上人食用受感染牲畜的肉不會傳染，雖然有報導有人因飲用未經熱處理的生奶而感染，但很少有人喝生奶，即使喝了，被感染症狀也很輕微。但前英國公共衛生檢驗局曾表示，巴氏殺菌（巴氏殺菌和高溫短時巴氏殺菌）不能使病毒滅絕。

　　人類感染豬口蹄疫的症狀比家養動物的症狀要輕，潛伏期為 2 至 6 天，腳、嘴和舌頭出現發燒、喉嚨痛和水泡。雖然感染症狀本身沒有問題，但人類可以成為病毒攜帶者（無症狀攜帶者），成為其他動物的傳染源，所應盡量避免接觸病畜。1834 年，三名獸醫因故意飲用生牛奶而感染，當時口蹄疫病毒還沒有分離出來。

　　1884 年，英國報告了 205 例疑似病例，其中至少有兩名兒童死於喝牛奶引起的口蹄疫。

　　口蹄疫是牛、豬等偶蹄類動物的一種疾病，理論上不會感染人類，但不得出售感染口蹄疫的牲畜的肉和奶，人甚少透過吃牛肉、豬肉或喝牛奶而感染口蹄疫。但不要忘了，人也有手足口病（Hand foot mouth disease，HFMD），不過是由腸道病毒引起的常見傳染病，此病在臨床上以手、足、口腔皰疹為主要特徵，故通稱為手足口病。

大多數患者症狀輕微，但少數患者可引起心肌炎、肺水腫、無菌性腦炎、膜腦炎等併發症，個別重症病患尤其在兒童病情進展快，易發生死亡。多發生於 5 歲以下的嬰幼兒，所以常被稱作 " 小兒手足口病 "。

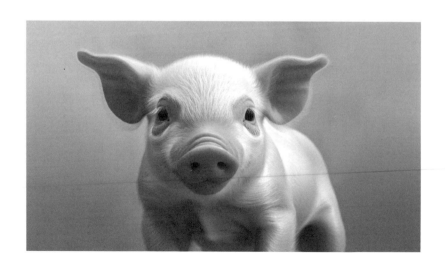

三、B 型肝炎疫苗與生物技術科普文章

著者曾担任多種科普刊物（如科學月刊、科技報導、牛頓雜誌等）總編輯及編輯委員工作，也曾參與國家 B 型肝炎疫苗大型計畫工作，在 1990～2010 年發表過許多相關文章。

1. 遺傳工程疫苗－生物技術生產 B 型肝炎疫苗

現代人的生活離不開生物科技

相信大家都聽過也曾注射過 B 型肝炎疫苗，這是因爲台灣人口中，大約有百分之八十曾經被 B 型肝炎病毒所感染，可說是全世界的高感染區，所以，政府單位特別將防治 B 型肝炎列爲重點項目之一。被 B 型肝炎感染過的人，大部分都不會有明顯病症產生，但也有少數的人會變成急性、慢性肝炎，甚至於演變成肝癌而喪失生命，所以，「如何對抗 B 型肝炎」便成爲台灣地區公共衛生學上的重要課題。十八世紀的時候，一位英國醫生發現擠牛奶的女工比一般人不容易感染天花，因此發展出種牛痘以預防天花的方法。

其原理是利用不會發病的病毒（稱為疫苗）打入人體後，會刺激細胞，產生抵抗病毒的抗體。由於細胞已經習慣產生抗體，一旦有真正能致病的病毒侵入身體時，便能輕而易舉地打敗外來的敵人（病毒）或「第二代疫苗」。

最早上市的「第一代疫苗」是從血漿中，以生物技術方法抽取的。為求能夠得到更安全、便宜，又能大量生產的疫苗，科學家開始以遺傳工程技術來製造，也就是所謂的「遺傳工程疫苗」目前台灣地區衛生單位所注射的疫苗，都是由國外進口的。

科學家利用生物技術，將 B 型肝炎病毒蛋白質的基因，以遺傳工程方法轉移到酵母菌細胞內，於是酵母菌就成為製造 B 型肝炎疫苗的小型工廠了，真是不可思議！科學家目前也嘗試用機器來代替酵母菌，以減少製造過程中遭受生物體有害物污染的疑慮，於是有了「合成疫苗」或「第三代疫苗」。

B 型肝炎疫苗被使用在人體之前，必須經過嚴密的安全實驗，如毒性試驗、動物免疫性試驗以及黑猩猩臨床試驗等。

生物技術不止可用來生產 B 型肝炎疫苗，也可以製造其他的疫苗，人類今天的保健工作，很多是拜生物技術之賜呢！

如何預防肝炎？

大家都知道，肝炎是人類健康的大敵，要消滅此種病毒所引起的疾病，可以由治療與預防兩方面來考慮，但目前尚未發展出殺滅病毒的特效藥，所以唯一的方法就是預防。

2. 台灣生物技術發展歷程

生技產業是生物技術商業化發展的一項結果。生技產業結合了生物技術研發成果，持續性商品研究、製造、行銷等商品化活動。生物技術此一名詞是出現在 1970 年代美國華爾街股票市場，在生物技術新術語之前，人類已有一些傳統發酵、釀造產品，在生物技術逐漸衍生出生技產業時，就將傳統產品歸為傳統生技產業當中，而目前所指的生技產業則是指以分子生物學為基礎產業與投資篇所發展出的應用科技，在農業、醫藥、食品、化工、海洋、環保等領域都能應用。

生技產業的發展大致可分為下列階段

| 產業蘊釀期

這是指 1975 年以前的階段，此時期並無任何新生技產業。相關基礎研究，如分子生物等、細胞學、遺傳學等發展尚未完全，研究單位大多集中在政府與學術機構，研究方向也偏重於學術探討而非產品導向。

II 產業萌芽前期

爲 1976 年到 1989 年期間，此一時期生技公司逐漸設立。1976 年全球第一家生技公司 Genentech 成立，1980 年公開上市，1982 年研發成的人類胰島素重組 DNA 產品技術移轉，授權給 Eli Lilly 公司商品化，成爲全球首件遺傳工程商品，也開始了生物技術產業。繼 Genentech 公司之後，生技公司陸續設立，主要研發目標均是產品商業化導向，此一時期也有相當多產品上市，但以遺傳工程蛋白藥物及檢驗試劑（單株抗體相關）居多，也包括少數農業與工業用產品。

III 產業萌芽中期

指 1990 年到 1999 年期間，此一時期中生技醫藥市場逐漸建立，有固定的廠商，產值與從業人口，產業也慢慢成型。在 1990 年代之後，由於人類基因體計畫的展開，生物技術基礎研究奠定了產業發展良好後盾，市場規模的確立，使得生技產業爲全世界看好是未來取代資訊電子的高科技產業。

Ⅳ產業萌芽後期

這是指公元 2000 年以後，人類基因定序完成，進入所謂後基因體時代，在此階段中，初期是透過聯盟、整合與分工模式來使得產業發展更為順暢，如掌握多元性研發技術與佔領市場等繼續發展結果，一般預估生技產業於焉定型，也將成為真正的二十一世紀高科技產業。

台灣推動生技產業及生物技術發展歷程

嚴格來說，台灣目前生物技術還沒資格說已是一項產業，因為產業構成的各項條件尚未完全成熟，只能稱是產業雛型而已，台灣生物技術的發展大致可分為三個階段：

Ⅰ 傳統生技產業發展期，也是生技產業蘊釀期

這是指 1982 年以前，台灣是以傳統發酵與釀造產品為主，如醬油、醋、酒、乳酸飲料、胺基酸（主為味精），酵素與抗生素、有機酸（檸檬酸為主）等。當時生物技術研發都由研究機構（如中研院、大專院校等）執行。

1982 年政府首度將生物技術列爲八大重點科技，並在中研院設立「分子生物研究所」，此後政府就積極規劃生物技術，但這一時期台灣並無任何新生物技術公司出現。

II 生技產業萌芽前期

這是指 1983 年到 1994 年期間。1984 年國科會擬定推動大型生物技術研發計畫，並設立財團法人生物技術開發中心。在行政院開發基金參與下，於新竹科學園區投資成立了台灣第一家生技公司—保生製藥。

1988 年農委會將農業生物技術列入國家級試驗研究計畫，1993 年經濟部與製藥產業界共同成立「財團法人製藥工業技術發展中心」。1994 年中研院組成生物技術推動委員會，國科會也完成生物技術學門及資源規劃工作。

III 生技產業萌芽中期—設立國家疫苗中心

指 1995 年至今的階段。1994 年之後政府重新規劃生技產業發展藍圖，在政府政策強力主導下，1996 年以後台灣生技公司有明顯增加趨勢，產品研發項目也增多。

1995 年 5 月，台灣推動生技產業歷程中最不幸的消息出現，第一家生技公司保生製藥關廠解散。這件事代表著台灣在發展生物技術的大挫折，也意味著生技產業在台灣的發展充滿著困難。

同年，經濟部通過「加強生技產業推動方案」，成立「生物技術產業指導小組」，衛生署也設立了「財團法人國家衛生研究院」。

1996 年國科會成立台南科學園區，設立農業生物技術專業區，並推動農業生物技術國家型科技計畫，基因醫藥衛生尖端研究計畫等，經濟部也成立「生物技術與製藥工業推動小組」。

1997 年經濟部召開第一次生物技術產業策略（SRB）會議，核准「經濟部所屬事業協助中小企業推動研究發展方案」，由中油、台糖及台電公司的研發經費提撥 10 ～ 20% 支援中小企業從事生物技術研發工作。行政院開發基金也通過「行政院開發基金投資生物技術產業五年計畫」。教育部並擬定推動生物技術教育改進計畫。

　　1998 年衛生署設立「財團法人醫藥品查驗中心」，中研院籌組生物農業科學研究所，1999 年工研院成立「生物醫學中心」，2000 年經濟部委託生技中心執行「BioFronts 計畫」，2001 年經濟部推動「中草藥產業技術發展五年計畫」、「生物技術與製藥工業推動小組」更名為「生物技術與醫藥工業推動小組」並納入醫療器材業務，同時也設立「行政院生物技術產業單一窗口」中研院設立國家型基因體研究中心。公元 2002 年經濟部規劃籌組「生物科技產業投資聯誼會」以及「生技創業種子基金會」。

3.B 型肝炎疫苗：台灣首件生技投資案

政府推動生技產業，除了擬定獎勵措施以及行政方面的有利政策外，民間配合政府進行產業投資與產品研發是非常重要的，也是讓產業落實生根的關鍵。

1982 年政府將生物技術列為重點科技之時，有關單位就一直思考如何藉由政府帶頭的投資來促進生物技術的發展。而當時台灣是 B 型肝炎高感染區，四十歲以上民眾約有 90% 以上曾受到 B 型肝炎病毒感染，而其中大約有 15% 到 20% 的人在感染後成為「帶原者」，因此如何將 B 型肝炎的防治與生物技術的推動串聯一起，是 1982 年～ 1983 年台灣生命科學界的大事。

（一）保生製藥公司的成立與 B 型肝炎防治計畫

保生製藥公司是台灣第一家生技公司，具濃厚官方色彩，也是台灣生技產業發展歷程中必須提出討論的案例。保生製藥在 1995 年 5 月關廠，之後就很少人提出檢討前因後果，保生製藥疫苗生產的失敗，影響了台灣日後生物技術的發展，使台灣地區至今在全球熱門基因工程蛋白用藥產品方面繳了白卷，甚至落後中國、以色列、古巴等國。所以檢討過去，找出病因，才是未來發展生技產業的關鍵。

由於防治 B 型肝炎是政府重要醫療政策之一，1980 年 11 月行政院成立了 B 型肝炎防治委員會，其下設有實驗診斷、臨床暨流行病學、衛生教育等三組，1981 年起行政院核定「加強 B 型肝炎防治計畫」，其中 1982 ～ 1987 年為實施期，1983 年又核定「B 型肝炎預防注射實施計畫」，每年辦理孕婦 B 型肝炎檢驗及新生兒注射疫苗工作。

在這種背景之下，國科會與衛生署就將國內推動生物技術的構想與 B 型肝炎防治結合在一起，這樣的策略是正確的。然而生物技術要成為產業，必須有中游研究單位配合，才能將上游研發與下游商業串在一起，於是 1984 年 3 月 14 日國科會籌組了「財團法人生物技術開發中心」此中心最大的任務就是由該中心當發起單位，組一家疫苗生產工廠，並立刻與國外第一流藥廠達成協議，在國內生產品質良好、成本低的 B 型肝炎疫苗早日促使大規模預防接種計畫能在台灣實施。

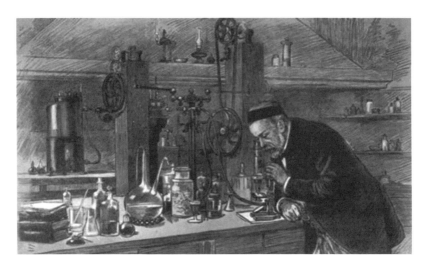

科學家巴斯德

　　1984 年 3 月 19 日生技中心召募了第一批研究人員
（筆者當時是其中一人），並和法國巴斯德藥廠代表舉
行四天的談判，內容是有關疫苗價格以及製造技術的轉
移等。3 月 28 日雙方正式簽訂疫苗生產契約，並決定由
生技中心負責疫苗技術以及建廠生產工作。在這同時，
生技中心也獲得經濟部技術處科專計畫，展開 B 型肝炎
疫苗第二代產品的研發，也就是以重組 DNA 技術方法來
生產。當時有許多生物科技界的人都在質疑，為何國科
會在短短兩週內就以高超無比的效率通過此一簽約案，
生技中心的成立是否也是為了方便與法國簽約而已。

　　而又是什麼原因使國科會不與美國默克藥廠或日本綠十字藥廠合作。根據當時有關單位的解釋是，日本綠十字的疫苗尚未通過安全試驗，而默克公司技術移轉價位非常高，又要求第二代疫苗上市後兩年才願意將技術移轉至台灣，所以針對當時疫苗技術移轉四大條件：安全、有效、便宜及扶植生技產業而言，台灣官方終於選擇了巴斯德藥廠的技術。

　　1984 年 8 月 23 日保生製藥公司依原訂計畫成立，資本額共為新台幣四億八仟萬元，其中交通銀行貸款二億元、行政院開發基金投資五仟萬元、交通銀行出資四仟萬元、中央投資基金二仟萬元、雜糧基金會 1190 萬元、生技中心一仟萬元、統一企業八佰萬元、中日油脂六佰萬元、台灣聚合八佰萬元，其餘為私人股份共為 8200 萬元。由投資者背景來看，保生公司在半公民之間，加上有國民黨中央投資基金，官方色彩更為濃厚。

　　1985 年元月，保生製藥在新竹科學園區動土建廠，196 年元月生產了第一批疫苗，但往後無論在技術、行銷與疫苗研發方面遇到了很大問題，也埋下了關廠的遠因。

（二）保生製藥公司的關廠與對台灣生技產業發展的影響

　　保生製藥公司成立時的構想，一直認為疫苗很快就可上市啓用，因為技術、生產廠房與品管均由法國巴斯德整廠輸出，不必再經由當時世界衛生組織所規定新藥測試程序，包括黑猩猩安全與臨床試驗等。但這一想法卻不為當時衛生署所接受。當初衛生署認為，B型肝炎疫苗的生產原料是來自三百萬帶原的台灣人血液，也是首件以「人血」為材料的國產品，而且施打對象主要是剛出生嬰兒，沒有人能保證在製造過程中會有什麼未知成分殘留，為求慎重乃要求疫苗一定要進行五批黑猩猩試驗。

　　保生公司的疫苗是在民國 75 年元月製成，原本預計八月正式上市，但因為衛生署的這項堅持，當時認為疫苗至少還等半年以上才能施用。偏偏在這一段期間，全球生物技術研究有了很大突破，以重組 DNA 技術，利用酵母菌生產的 B 型肝炎疫苗（也就是俗稱的第二代疫苗）比預期提早問世；而保生的第一代產品卻還無法正式使用，所以就有許多人質疑：「保生製藥的投資到底對不對？」。

第二代遺傳工程疫苗是在 75 年 8 月起在台灣三家醫院進行人體試驗，而保生疫苗則在 76 年 5 月才取得上市許可，全面實行注射則是在民國 78 年 6 月起。更令人懊惱的是，當台灣全面施打保生疫苗期間，卻發生疫苗製造來不及，造成嚴重缺貨情況。當時台灣的政治生態也發生不小變化，一些在野立委要求政府不可以保護政策保障保生的疫苗銷售，必須開放，此由民國 78 年到 81 年期間，台灣 B 型肝炎疫苗是以公開招標方式，但仍是保生，81 年 11 月，衛生署認為遺傳工程疫苗的使用是時代趨勢，無法抵擋的，於是採用美國默克公司產品。到了 82 年底，第一代疫苗全面為第二代所取代，保生走入歷史。

在這期間，關於保生公司關廠聲音不斷出現，到了民國 83 年更有股東喊出「保生必需保本」，因此縱使保生經營階層一直思考如何轉型，當時總經理也曾找到筆者進行轉型的規劃與技術輔導，無奈保守心態作祟，保生製藥終於在民國 84 年 5 月宣布解散。

台灣第一家生技公司投資的失敗影響到日後生技產業的發展、使得台灣一直到公元 2000 年以後才勉強產出國產生技醫藥品；而且在保生製藥關廠後大約有七、八年時間，台灣生技產業幾乎是在原地踏步，而這場生物技術的國際競賽，台灣地區因而喪失了良好先機。整體而言，保生製藥的失敗代表 B 型肝炎疫苗在生產與行銷上的失敗，但對 B 型肝炎防治工作方法卻有實質助益，台灣地區 B 型肝炎帶原者大爲降低，防治計畫很顯然是成功的。除此之外，保生事件也帶動了台灣生物技術的研究風潮，達到了人才培育目的，這些都是正面的貢獻。

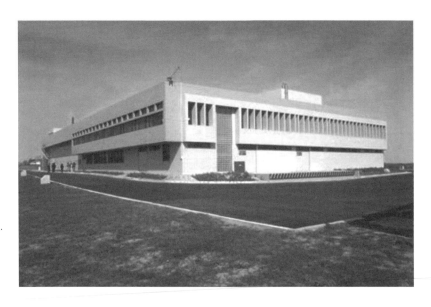

保生製藥公司 B 型肝炎疫苗廠

若要檢討保生製藥失敗的原因，則有下列幾項：

（1）**市場與行銷評估有偏差**：對於疫苗銷售與國內外市場資訊評估不確實，尤其在國內市場行銷方面過於樂觀，沒考慮投資風險預作解決。

（2）**技術評估不確實**：引進國外那一家技術，或是直接進口疫苗那一項較有利，並沒詳細比較對於發展中的遺傳工程第二代疫苗的技術發展相關資訊沒有確實掌控，導致評估錯誤。

（3）**投機心態**：過度仰賴政府，當時生技中心剛成立，保生製藥的研發完全寄望於經濟部科專計畫，也就是生技中心的 B 型肝炎計畫。但實驗室的研發與商品化存在著很大差距，生技中心雖然也得到了重組 DNA 菌種，但就是無法量產。當時中國大陸與古巴也以同樣方法進行生技藥品的研發，雖然大家的技術都停留在仿製層次，但這兩個共產國家卻能成功的商品化，勝過台灣搶得優勢。保生製藥也過度信賴政府「保護扶植新科技」政策，相信政府疫苗採購的唯一對象非我莫屬，孰料人算不如天算，政治環境的變化直接影響及科技發展也是始料未及的。

（4）**技術掛帥，忽略管理**：當初保生公司成立時，上層人員清一色都是微生物背景人員，在技術主導一切情況下，管理、行銷都居於次要地位，顯示高科技管理是重要的。

（5）**轉型太慢，心態保守**：保生製藥成立之後，發現 B 型肝炎疫苗已失去優勢利基時，就應該快速轉型，生產其他種類的生技醫藥品，甚至於他種生技產品。可惜的是，保守觀念決定關廠，也使得台灣在生技醫藥品方面至今仍是繳白卷，對發展整體生技產業有不利影響。

4.SARS 風暴對台灣生技 / 製藥產業的影響

公元 2003 年全球兩件大事要算美國攻打伊拉克以及
SARS 在許多國家的流行了。而美伊有形戰爭似乎又沒有
人類與病毒的大戰可怕,全世界人類可說是談新興病毒
SARS 而色變了。

SARS 是英文:Severe Acute Respiratory Syndrome
的縮寫,中文名稱是嚴重急性呼吸道症候群,又叫非典
型性肺炎。主要流行地區為中國、香港、越南、泰國、
新加坡、加拿大、台灣等地,全球其他地區也有一些零
星案例。SARS 的流行已造成許多國家商業活動停擺,
影響及於觀光、百貨、電影等行業,與二十世紀初期,
1918 年全球流行性感冒一樣,都是病毒引起的災難。

1918 年時的流感,全球共死亡約 2500 萬人,當時
人口總數為十八億左右,死亡率為 2.5%(與 SARS 相
近),而當時疫病在流行一年半之後突然消聲匿跡,科
學家至今仍不知當時流行的真正源頭來自何方,更無從
得知消失的原因,面對著今天的 SARS 病毒,大家也都
在問:此一超級病毒到底怎麼來的,如何生成的?

（1）SARS 病毒流行歷程

　　SARS 由中國及香港流行之後，科學家就持續追蹤 SARS 的本尊，結果發現是屬於冠狀病毒（Corane vrus），目前已知的冠狀病毒共有十四種，十二種是感染動物的，二種是感染人類者。冠狀病毒經常存在於口水與鼻涕中，直徑爲 0.1 ～ 0.2 微米（一微米爲一公尺的一百萬分之一），病毒的遺傳物質不是 DNA，而是 RNA（核糖核酸），當病毒進入人體時，會先吸附在細胞外表，隨後將 RNA 注入細胞，此時人體細胞有如奴隸，就幫助病毒製造更多的 RNA 及蛋白質外套，等病毒數量夠多時，就衝破細胞，大量釋放到外面來，細胞就稱之爲感染了病毒。

　　公元 2003 年 2 月下旬，一名無國界醫師組織成員厄巴尼（Dr.Carlo Urabani），在越南河內法國醫院醫治一名陳姓華僑，這位旅居美國的商人曾在香港參加朋友婚禮，而同桌的有來自中國廣東的一位醫師。陳姓商人在越南發病後，由厄巴尼診斷，判定是新型傳染病，厄巴尼當即發出警告，預測有爆發全球感染可能，並斷然採取隔離措施，也因爲厄巴尼的這項發現，才讓 SARS不致造成如 1918 年流感的全球性感染。但陳姓商人在死前感染了八十多位患者，多半是醫護人員，甚至包括為巴尼在內，冠巴尼在 2003 年 3 月 29 日過逝於曼谷，這類無名英雄是社會值得尊敬的一群，底巴尼也被封為「SARS 之父」。

而來自中國，到香港的醫師卻在香港導染 SARS 給十二位房客，而這些房客又分別前往新加坡、曼谷、多倫多與台灣，造成了這些地區的大流行，可是為時已晚！

（2）SARS 病毒發病症狀

科學家目前對 SARS 病毒並不是很瞭解，最新的研究得知此一超強病毒可以存活 3 ～ 4 天，甚至可在桌面或塑膠袋上渡過惡劣環境，而且必須高溫（70。C）以上才能殺滅，但溫度高於 37。C 病毒活力會減低，溫度低至 30。C，病毒才會停止活動（但並沒死亡），就連消毒水可能也殺死不了這種病毒！

一般認為，SARS 病毒可在體內潛伏 14 天以上，當感染人體第一星期是病毒複製階段，此時會發高燒、乾咳、肌肉酸痛、食慾不振、腹瀉，病毒也會進入肺臟中。第二感染週則屬於細胞激素風暴期，此時患者會出現肺炎症狀，此一期間，人體中的免疫細胞（如 T 細胞與自然殺手者的肺部發炎、組織細胞遭到破壞細胞，NKC）會與 SARS 打仗，人體細胞釋放出細胞激素，而肺部則是這場戰爭主戰場。

患者感染的第三星期肺部呈現纖維狀、呼吸窘迫、昏迷、意識不清，此時患者肺部開始纖維化、肺泡空間體積縮小、氧氣不易進入肺部，患者會呼吸困難，呈現鐵肺情況，也容易死亡。

（3）SARS 病毒來自何方

接著，科學家想要知道的是，SARS 為何會在中國地區經由基因重組而產生，由於 SARS 的流行與美伊戰爭幾乎同時，因此一度有人認為是美國或中國所研發的生化武器。事實上，在公元 2002 年 11 月間，中國廣東就曾傳出 SARS 疫情，中國軍方成立了專家組展開研究，但軍方卻低估了 SARS 的潛在衝擊，又碰上中國舉行人大政協，因此整體流行疫情被掩飾，軍方做出兩項錯誤的結論，一為廣東疫情已控制，其二是病患病情都不嚴重，可是 SARS 病毒在此時已悄悄地逐漸擴散了。

追究病毒根本來源，廣東順德與佛山地區是可以確定，當地是全中國食用野生動物最多的地區，連穿山甲也遭屠殺成為料理，但這一地區的衛生條件與食品加工技術比不上歐美肉品市場，中國人又喜好半生不熟肉品料理，於是附在某些野生動物身上的病毒進入了人體，如果此人剛好感冒，又是冠狀感冒病毒感染的話，病毒在人體細胞發生基因重組，於是新型冠狀病毒就出現，也就是 SARS 病毒了！

（4）新興病毒可能導因於生態破壞

一百年前，我們老祖母絕沒聽過癌症，五十年前也無愛滋病、漢他病毒與伊波拉病毒的名詞，在過去二十年當中，有三十多種「新興病毒」出現在人類社會，這是人類的不幸，也是地球人必需面對的事。

科技與文明的進步，生態遭到破壞，大自然的平衡已無法維持，人類砍伐熱帶雨林，造成土石流，地球溫暖化以及氣候的異常現象，但更嚴重的是新興病毒的出現。

在原始熱帶雨林中，原本棲息著許多病原生物，這些病原菌與人類相安無事，彼此河水不犯井水，但由於病菌所居住的熱帶雨林逐漸消失，病原菌爲了求生存，只好依附在野生動物（主爲蝙蝠）上，傳播到文明世界來，成爲「新興病毒」。

這樣的推測是有理論根據的，並且能夠合理解釋新興病毒（包括 SARS）的來源，所以，破壞生態，濫吃野生動物與環境污染等都是此次 SARS 病毒傳染的原因。

人類與病毒的戰爭已歷經好幾百年，近代的醫學進展事實上代表著人類與病菌對抗的歷史，進入二十一世紀之後，生物醫學較三百年前的進步與水準是以往難以比較的，但是，在抵抗病毒的戰爭，人類似乎並沒獲勝，只不過將這種戰爭提昇至高科技的層次罷了！

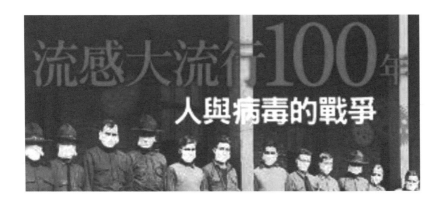

（5）對台灣生技 / 製藥產業的影響

SARS 風暴對許多產業已產生重大影響，在生物技術 / 醫藥產業則是利多於弊，茲分析如下：

在不利點方面有：

1. 國外訂單減少二成左右，尤其委託代工的藥廠，原科藥尤其高過其他藥品。

2. 台灣生技 / 製藥廠商有許多在中國大陸及香港設有研發單位及生產工廠，SARS 的影響最多只能以電話及 E-Mail 遙控管理，不但使公司業績下滑，心理恐慌更使公司經營益形困難，甚至有關廠情形。

3. 生技 / 醫藥產品相關國際合作大受影響，如研發交流、研討會、展覽活動等都因而停頓。

4. 醫院門診病人大幅減少，醫生處藥訂單也減少，使醫院業績下滑。

在利點方面有：

1. 醫藥用品及器材大幅成長：包括口罩、量體溫用品、消毒品（酒精消毒水等）、防護衣、面罩、手套及其他滅菌用品等。

2. 抗病毒藥物、抗生素、類固醇、免疫球蛋白及各類維生素等藥品大幅成長。

3. 保健食品、中草藥相關產品、銷售量急增：由於一般民眾想藉由保健食品及中草藥偏方來提高自己免疫力，遠離SARS，因此這類產品在此期間大發利市。

4. 水果類農產品及某些生技食品銷售大增：一些民間傳說某些水果或食品有增加免疫功效防SARS，因此水漲船高，如鳳梨、木瓜、泡菜、乳酸乳料、乾酪等

5. 促進國內生技／醫藥產品之研發：如SARS及其他病毒疫苗，檢驗試劑，免疫力增加藥品等之研究。

（6）結語

　　SARS 疫情的擴散，代表著人類的自私與無知，地球只有一個，當大地開始向人類反撲時，正意味著人類自己邁向死滅的第一步，SARS 的流行帶給人類警訊，愛惜地球的資源是非常重要的。

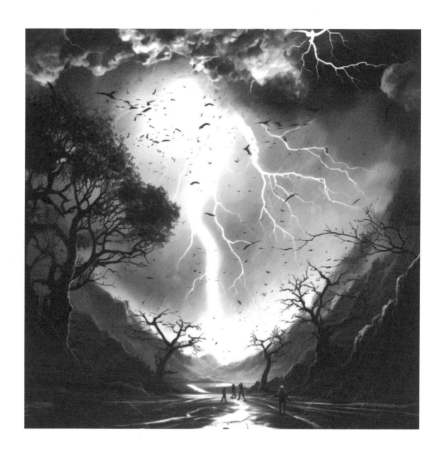

四、疫苗無效理論

1. 無效的 RNA 疫苗

　　人體的免疫系統有如國家軍隊般可抵抗外來侵略，可分為兩種，即先天及後天免疫系統，前者與生俱來，原因要問創造人類者才知，如白血球或自然殺手細胞（natural killing cells），屬於先天統一防衛的功能，可以隨時抵抗外來病毒、細菌與病原體的攻擊，但沒專一性，也就是不會針對入侵過某種病毒、細菌產生記憶力，但在人體受到外來感染時，就會發揮攻擊，吞噬外來的細菌或病毒，如感冒咳出的痰帶黃色，即表示有細菌感染，痰液中含膿就是白血球與細菌打戰後兩者屍體混合物及粘液所組成。

　　後天免疫系統相關細胞就是白血球中的淋巴細胞，也就是大家常提到的 T 細胞和 B 細胞，後天免疫細胞能記憶「單一特定」病原體，並在此外來異物進入人體後可抵抗去除，施打疫苗目的在訓練人體後天免疫細胞記憶單一特定病原體，並且提供「長期」的保護作用，所熟知的種牛痘防天花病毒或 B 型肝炎疫苗打一劑就終生有記憶，沒聽過打第二、三劑的（有些醫生建議 B 型肝炎疫苗要打三劑）。

病毒都含有遺傳物質（RNA 或 DNA），所有的病毒也都有由蛋白質形成的外殼，用來包裹和保護其中的遺傳物質，DNA 病毒較少，有 B 型肝炎、腺病毒、皰疹、水痘，天花、乳突病毒等，RNA 病毒較多，著名的有愛滋病（AIDS）、伊波拉出血熱、嚴重急性呼吸道症候群（SARS）、2019 冠狀（武漢）病毒（COVID-19）、流行性感冒、C 型肝炎、西尼羅河熱、脊髓灰質炎、麻疹、登革熱等。

RNA

DNA 病毒突變速度慢，較好控制，RNA 病毒突變快難以掌控，研發成功實用的疫苗以 DNA 病毒居多，因 RNA 病毒突變快，一旦突變原先疫苗訓練的記憶就喪失了，最多只有模糊記憶而已。

一般疫苗研發至少需十年才能上市，包括完整人體安全試驗，但此次新冠肺炎病毒疫苗並沒有，宣稱是緊急授權，所以不能稱為疫苗，只是實驗用生物製劑而已，而且其生產是用最原始病毒株去製造的，所以只能記憶 Alpha 變異株，之後病毒一直突變，而人體免疫系統當然不認得也沒記憶了，之後流行的病毒是 Delta，Omicron，大角星等，打疫苗不可能有效的！所以疫苗仍會感染。依官方説法打疫苗仍會確診，但可防重症及減低死亡，這是無完整數據的，緊急授權實驗用生物製劑不可能有根據的。

「疫苗保護力」指的接種疫苗的人群與沒有接種疫苗的人群相比，減少了多少罹病、重症或死亡的風險，這是疫苗效力（vaccine efficacy）和疫苗效果（保護力）（vaccine effectiveness，VE）的總稱。而滿二劑疫苗者，在 14～150 天內，其重症疫苗保護力會是 92%；而如果接種滿二劑疫苗超過 150 天，其重症疫苗保護力（Vacc則會下降至 88%。因此所以打完二劑超過 5 個月之後，都得補打疫苗。因為接種第三劑疫苗者，其重症疫苗保護力可達到 94%，對健康的民眾來說，只要有打疫苗（二劑或三劑），其重症疫苗保護力可以達到 98%，但免疫低下者，如老人或多重慢性疾病患者，其重症疫苗保護力會下降至 74%，有打疫苗但少部分仍會死亡的，就是來自這些高風險族群，這些官方說法明智的人是不會相信的。

　　以美國政府為首的疫苗詐騙幫圖利疫苗生產公司，而台灣疫苗推動協會（TIVS，Taiwan Immunization Vision and Strategy）拿了大筆政府經費上媒體一直美化疫苗，洗腦民眾，但對抗病毒有效傳統藥物如蛔蟲藥伊維菌素或瘧疾藥奎寧等因無利可圖而受打壓並禁賣，是違背人權行為，而台灣疫苗詐騙幫也跟進，真夠悲哀！

　　打一劑疫苗沒感染說是有效，感染了說是突破性（疫苗無效的代名詞），打疫苗後死亡說是自己的問題，有天理嗎？打疫苗死亡人數高於確診死亡者，過去疫情指揮中心每天記者會為何不敢說呢？

　　更何況打疫苗後遺症沒人能預估，太多研究已發表，如流產，性功能下降，神經系統受損，易致癌，連莫德納疫苗發明人都承認必有很多後遺症。

　　疫情期間我們聽到了疫苗詐騙集團幫創造了很多新名詞，如突破性感染，免疫逃脫及免疫橋接。2021 年 5 月 17 日澳洲新南威爾斯大學團隊在自然醫學（Nature Medicine）期刊發表文章，指出 Novavax、Moderna 和 Pfizer BNT 疫苗都能刺激免疫系統，產生同等力價的中和抗體量，台灣疫情指揮中心就公布採用所謂「免疫橋接」新名詞審查國產疫苗，利用一般人不懂的話語達推銷疫苗的目的。除了拿政府標案昧著良心推廣疫苗那群人外，另外還有藉疫謀財的人。

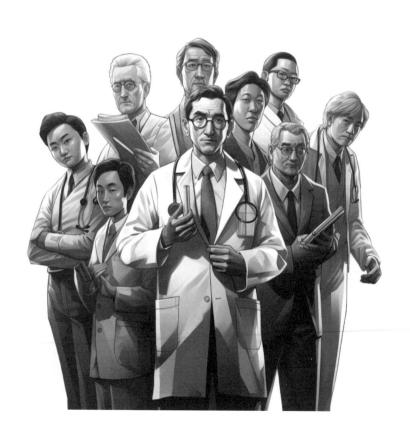

2. 專家意見 - 前衛生署長楊志良的撰文

（1）揭露借疫謀財及謀權的騙局

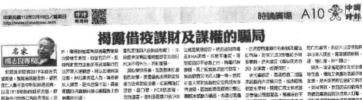

前衛生署長楊志良在 2023 年 2 月 18 在中國時報時論廣場撰文：" 揭露借疫謀財及謀權的騙局"

新冠肺炎疫情 2019 年底在武漢爆發，緊接著席捲全球，雖然死亡人數不及中世紀的黑死病，以及 1918 年的西班牙流感，但因為今日世界已高度全球化，造成的衝擊不亞於前述兩者。危機之下，必有仁人志士殫精竭慮，研究如何防治，減少全球生命及健康的損失。但另一方面，對財團及政客而言，卻是發財及掌權的最佳時機。

首先是關於新冠病毒的源起，到底是人造的還是野生動物傳染給人的，中美兩國互相指責，爭論不休。兩國的最高等級病毒實驗室均曾發生事故，也曾有合作，且發病前美方亦參加在武漢舉行的世界軍人運動會，所以是樁無頭公案，永遠扯不清。但如果真的是人為，這是違反人類罪，誰也擔當不起，最後兩國的共識傾向是由蝙蝠身上的病毒所引起。

接著的防疫措施，就是仿照 14 世紀的檢疫（quarantine）。14 世紀時，為了對付黑死病，凡是從疫區來的船隻都必須先在外海停留超過潛伏期的時日，沒發病及沒死的才能進港靠岸。這次新冠疫情，許多國家也是採用這種堅壁清野的方法，例如中國，染疫者強制住院不說，密切接觸者關入方艙醫院（台灣則是強制入住防疫旅館），未染疫者沒有接種完整疫苗及每日 PCR 以獲得健康碼者不得外出，甚至被封門禁錮在家中，上班、上學、採購都在禁止之列，否則重罰。

　　類似舉措在美、加及歐洲各國引起強烈的反彈，美國最高法院判定拜登的企業防疫措施，如強制施打疫苗、戴口罩、PCR 檢測等，均為違憲。歐洲多國暴力抗爭反對封城、打針、疫苗通行證等。而政府藉公共利益的理由，剝奪及限制人民自由移動的權利，以台灣為最。疫情指揮中心要錢有錢，要權有權，早就超過《傳染病防治法》及《憲法》的規範，立法院新會期應立即重新檢討《傳染病防治法》。

　　除了隔離外，最有效的防治方法就是開發疫苗。然而新冠病毒是 RNA 病毒，與 DNA 病毒相較，非常不穩定，等到疫苗好不容易上市，病毒已經變種，馬上就需要次世代疫苗，疫苗廠商又可再大賺一筆。至目前為止，全球疫苗銷售恐已超過千億美金，然而社會大眾對疫苗的安全與成效多有懷疑，拒打人數也不少。

　　因為即使是經過完整三期臨床試驗的藥品，也曾經出現過重大的失誤，沙利竇邁就是一個例子，原本是抗妊娠嘔吐的藥物，使用多年後卻發現會造成婦女生出畸形兒，藥廠因此慘賠關門大吉。更不用說新冠疫苗是緊急授權的疫苗，是不成熟的疫苗，使用者必須自行承擔風險，所以全球皆有緩打及拒打潮。

我國以往除了針對傳統的嚴重傳染病如「三麻一風」，強制施打疫苗外，其他如 H1N1 流感、HPV（人類乳突病毒）、肺炎鏈球菌等疫苗，多採鼓勵而非強制。此次疫情指揮中心對錢（8400 億特別預算）及權包山包海，對未完成 3 劑者給予諸多限制，是否違反《傳染病防治法》及違憲，值得探討。更可議的是，高端疫苗二期臨床試驗尚未完整公告，就由蔡英文總統宣布使用，自認為流行病學專家的陳建仁院士，竟然違反學倫公開挺高端。高端疫苗不被國際認可，500 萬劑使用不到一半，170 萬劑過期銷毀，浪費民脂民膏數十億，且所有施打者必須重打，可謂禍國殃民。

金管會 9 度提供高端炒股有關資料給地檢署，歷經 1 年多地檢署才終於發動搜索，反正法院是我家開的。綠營貪汙腐化要權要錢也就罷了，但連發生多起健康民眾打完疫苗後死亡的案例，也從未見疫情指揮中心深入調查。藉著國難疫情，錢、權在握，好不開心，這些爛人恐怕恨不得每 3、5 年就來一次，以滿足他們的貪欲。

另外一項爭議是原本用於治療寄生蟲，傳統又價廉的老藥伊維菌素，是否能有效防治新冠病毒。如果有效，對目前疫苗廠商及瑞德西韋藥商將造成重大打擊，所以美國藥物管理局（FDA）及美國國家衛生院（NIH）均認為無效，各疫苗廠、藥廠也全力打壓。然而印度、非洲、南美多國在廣泛使用下，其感染率、死亡率均大幅下降，日本醫學學會強力支持使用，國內學者王明鉅教授亦為文支持。其實這是個科學問題，相信在不久的將來可得到解答。

（作者為前衛生署長）

（2）以疫謀財，以疫謀權，霸凌全民

楊志良／以疫謀財，以疫謀權，霸凌全民，2022 年
5 月 14 日 聯合報

染 Omicron 會不會導致死亡？當然會，流感會、
傷風感冒也會。但傷風要不要疫調、追蹤足跡、快篩、
PCR？不就是戴口罩、保持距離、勤洗手，避免傳染家
人同學？症狀嚴重去診所就醫，若門診醫師認為病情嚴
重，再轉至醫院治療。

新冠疫情前，台灣每年死亡十七萬人，每天近六五
〇人，這是背景值。疫情如果增加額外死亡，才需要恐
慌。另外，假設每年意外死亡的人數是三千人，那麼做
好一切防護，避免一切意外發生，是不是全年就少了
三千人死亡？錯！因為這些人不意外死，也可能因其他
疾病死亡。就如近年癌症死亡比率增加，主要是因醫學
及公衛進步，其他病症死亡大幅減少，此所謂多元互相
競爭模式。疫情指揮中心是否有人懂，不得而知，但我
台大公衛學弟，同事多年的陳建仁一定懂，他不對外說
明，社會一片驚恐？

　　Omicron 疫情一開始，本人即指出，出處多源且傳染力強大，清零已不可能。疫調、足跡追蹤、防疫所、防疫旅館均無用處；且朝令夕改，醫事人員、衛生局所、地方政府從縣市長至區鄉公所、鄰里長多一頭霧水。此次疫情是否增加死亡？當然有，原因就是這個無良政府及完全沒有基本常識的疫情指揮中心。

　　台灣原本的緊急醫療網，可隨時掌握各醫療機構量能，現在卻因政府胡亂作為，耗盡社會資源，此制度完全被破壞。生命誠可貴，二歲孩童、十六歲少女，原本可救，卻因各種行政官僚成為人球，而不能得救，主政者罪不可赦。

　　為今之道，首在恢復正常生活，取消一切管制，並以症狀為主。今日口罩，除了宣稱外科口罩及 N95 由食藥署認證外，已成一般商品，價廉且隨處可得，甚至成為選舉贈品。快篩劑也該如此，只要是十大工業國政府認可的，均應自由進口買賣，必然便宜又隨處可得。如同口罩，實名制就是虐民制。

　　凡是自己覺得有症狀者，自己篩，陽性可不通報，就如感冒在家休息，盡量與家人區隔，由政府配給或是自我購買血氧機，隨時自我檢測；若無特別症狀，五、六天就恢復，比打疫苗有效；覺得不舒服，先至社區家醫科或內兒科等診治；若症狀更嚴重，台灣開業醫的水準甚高，絕對有能力合理判斷，是否轉至醫院。民眾不再赴醫院排長龍 PCR，醫師確診只要通報衛生局所，休診五至七天即可。

目前診所醫師染疫就要關門，醫院醫師自己確診不想通報，護理長請求護理師不要篩，免得人力吃緊。有的員工要確診才能請假，有的卻只要沒有症狀，照常上班才有薪資，亂成一團。染 Omicron 者九十九點五％以上是輕症，死亡率是十萬分之一點五。哪天不死人，若死亡數跟背景值差不多，防疫就應集中全力，救治那些不到百分之零點五的中重症。

從口罩之亂、天價高端疫苗，到花百億元買快篩劑，又要民眾以百元購買，真的是「以疫謀財」以供養一四五〇、選舉經費、官員口袋。然後控制全民行動，違者重罰，「以疫謀權」。

（作者為退休教授、前衛生署長）

127

3. 流感疫苗無效

流感疫苗無效許多相關人員都知道，但不能説。

感染人類的流感病毒大致分為 "A 型"、"B 型"、"C 型" 三種類型。A 型和 B 型是流行病的病原體，流感疫苗每六個月研製一次，根據世界衛生組織推薦的病毒類型和上一季的流行情況，預測下一季流行的類型，有如考試前猜題，若猜錯呢？猜錯會告訴大家，疫苗雖不能預防流感病毒的感染，但具有降低感染後出現症狀的可能性和預防症狀出現後症狀嚴重程度的作用，即使不存在流行類型，也可以預期對預防肺炎和腦病的嚴重化有效，此說詞與新冠肺炎疫苗一樣是騙人的，因此打疫苗有用嗎？

流感疫苗首次上市是在 1945 年，當時不知道流感病毒是 RNA 病毒，也沒有要求臨床試驗證明有效性，就核准銷售。

流感疫苗認定有效的證據，只是證明在受試者身上，注射含有推測可能流行的 3 個病毒株疫苗，再從血液檢驗出產生抗體，但流感疫苗只能在血液中產生抗體，不能在喉嚨和鼻子中產生，病毒從喉嚨和鼻子進入，根本無法預防感染。當然，也不可能說 "不要傳染給家人，不要傳染給身邊的人，不要傳染給嬰兒"。

流感疫苗最初是通過預測流行而創造的，此外，流感病毒是 RNA 病毒，依此，也可作成流感疫苗無效的推斷，因病毒每天都以驚人的速度改變其形狀，不能指望效果。

流感疫苗因製造方法的原因只能產生弱抗體，由於只使用部分被殺死的病毒製成，因此不會在體內繁殖，人體只能產生針對部分病毒的抗體。老人肺炎、嬰兒腦病與流感無關，"即使得了，也不至於得重病" 也是謊言，根本沒有這樣的數據，反而在 2005 年美國國家衛生研究院的 Simonsen 團隊統計自 1968-2001 年 33 季的資料，老年人接種流感疫苗的比率，自 5 分之 1 增加至 3 分之 2，可是推算的流感相關死亡率，不降反升。

洗手和漱口實際上對預防流感無效，這是因為病毒會感染喉嚨和鼻子的粘膜，對付它的唯一方法是每天照顧好自己的健康。

　　自發性流感感染會產生更強的抗體，這是疫苗無法比擬的，許多人在不知情的情況下感染了流感。如果身體抵抗力好症狀就會很輕。

　　流感只是一種 "感冒" ，睡幾天就能自癒，不是一種可怕的疾病。即使得了流感也不要退燒，發燒表明身體正在與病毒作鬥爭。

Chapter 2

現代生物科技
基因疫苗絕不能施打

　　疫苗是一種用於預防傳染病的藥物，傳統病毒是由病原體產生的滅毒或減毒抗原，在人類歷史公共衛生學上有其貢獻，如天花病毒消失在地球上就是一例，但1970年代後有了生物技術，基因重組剪接技術後就產生很多問題，如以化學合成的基於病原體設計的 mRNA 或DNA 基因序列疫苗（基因疫苗），或透過基因重組技術表現的蛋白質疫苗（基因重組疫苗）等。

　　當疫苗可以用人為方式任意組合生產或當生化武器時就衍生為害人體的結果，眾所周知任意以人工方式生產的基因改造食品是對人體不利的，所以1970年代以後使用現代生物科技疫苗絕不能施打！

　　病毒遺傳結構有 DNA 及 RNA，歷史上成功抑制流行病的都是 DNA 病毒疫苗，而新冠病毒是 RNA，疫苗趕不上病毒的突變當然無效，1984年4月愛滋病毒發現至今將近半世紀，當時美國衛福部曾公開宣布愛滋病疫苗將於1987年前上市銷售，可是至今全球投下大量人力物力研發50種以上的疫苗，仍然無愛滋病疫苗。

　　因為愛滋病毒和新冠病毒都是易突變的 RNA 病毒，傳統的病毒疫苗只能產生中和抗體，在血液中可辨識新冠病毒表面抗原而消滅病毒，但若病毒表面抗原原發生變異，中和抗體就無法辨識病毒而失去阻擋功能，但愛滋病疫苗為何不比照新冠肺炎疫苗作出緊急授權疫苗呢？原因無他，因愛滋病患者少無利可圖！

基因重組技術是違背大自然法則是天理不容的。

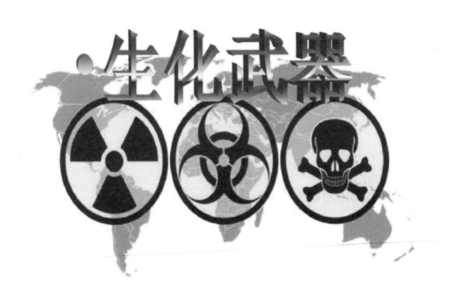

一、細説基因 - 生物（含病毒）的遺傳物質

1. 什麼是基因

解開宇宙的奧秘是自古以來人類的夢想，人是宇宙中的一部分，如何將神秘的生命現象研究清楚，也一直是科學家努力的目標之一。

二十世紀美國有三大國家型計畫，而且都有相當大的貢獻與突破，第一項是 1940 年代在二次大戰期間所推動的「曼哈頓計畫」，結果讓美國人發明了原子彈，結束了第二次世界大戰；第二項是 1960 年代由美國總統所擬定的「阿波羅計畫」，此計畫將人類首度送上月球；第三項計畫就是 1980 年代以先進國家為首的「人類基因組計畫」。地球上的任何生物，都可表現出生命現象，而生命的本質可以由三方面觀察到：第一，生命能利用物質，產生維持身體各項機能的能量。第二，生命能進行繁殖，產生和自己一樣的下一代。第三，每一個生命都有它專有的特性，而表現這項特性的設計圖則來自上一代，這也就是中國人常説的「龍生龍、鳳生鳳」、「虎父無犬子」的生命基本現象。

DNA

　　細胞是表現生命的最基本單位，可以説，所有的生物體都是由細胞及細胞製成的物質所構成的。以化學成分來看，細胞主要是由水及蛋白質組成。蛋白質是生命中各種酵素及激素的本質，它能推動細胞中的各種化學反應；不同生物有它獨特的特性則與蛋白質有關，而蛋白質的生成卻受到遺傳基因的控制。基因（gene）一詞來自希臘語，意思為「生」，生物體中的每個細胞都含有相同的基因，但並不是每個細胞中的基因所攜帶的遺傳信息都會被表達出來。不同部位和功能的細胞，能將遺傳信息表達出來的基因也不同。細胞有如一座小型工廠，經由遺傳基因製造蛋白質；不同的遺傳基因可先製造不同種類及數目的胺基酸，再由這些胺基酸組成蛋白質。可以説，蛋白質是聽命於遺傳基因，遺傳基因有如幕後的導演，蛋白質則是依導演命令而表現的演員。我們看到了演員做各種不同動作，事實上都是背後遺傳基因導演的功勞。

　　科學家早就有對生物遺傳有所注意，並給予不同名稱，1864 年提出「生理單位」，1868 年達爾文將其稱为「微芽」，1884 年稱之為「異胞質，1889 年稱為「泛生子」。1883 年稱之為「種質」，並指明生殖細胞中的染色體便是種質，並認為種質是可傳至下一代的，體質則不會傳至下一代，種質會影響體質，而體質不影響種質。孟德爾（Gregor Johann Mendel）並提出「遺傳因子」的觀念。

直到 1909 年丹麥遺傳學家詹森（W.Johansen1859～1927）在”精密遺傳學原理”一書中提出「基因」概念，以此來替代孟德爾假定的「遺傳因子」。從此，「基因」一詞一直伴隨著遺傳學發展至今天。

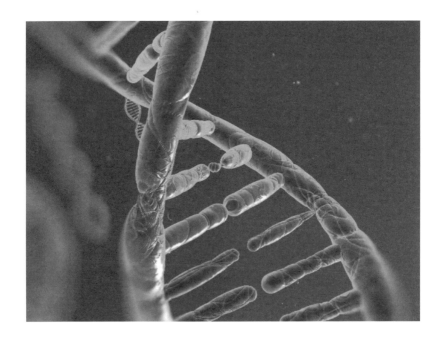

2. 基因與 DNA 的關係

基因是指攜帶有遺傳信息的 DNA 序列,也就是控制性狀的基本遺傳單位,換句話說是一段具有意義及功能性的 DNA 序列,所以基因不等同 DNA,DNA 更不是指基因。DNA 是去脫氧核醣核酸(deoxyribonucleic acid)英文的簡寫,一般均稱 DNA 而不用冗長中文名。

「種瓜得瓜,種豆得豆」,孩子為什麼會和父母親相似呢?這是一個非常有趣的問題。最早發表與遺傳有關論文的人是奧地利的修道士孟德爾,西元 1866 年,他以一篇"植物雜交研究"報告,提出遺傳構造的基礎定律,並前後進行八年的豌豆遺傳實驗,發表遺傳的三項法則,被後人稱為「遺傳之父」。緊接著,生物學家米夏在 1869 年,由人體的膿(與細菌作戰死亡的淋巴球)中分離出一種含多量磷的物質。由於細胞核中也有這種物質,因此命名為核素,後來被證實是與遺傳有密切關聯的核酸。

1928 年,英國的葛利弗斯利用肺炎雙球菌進行遺傳實驗。肺炎雙球菌有 S 型及 R 型兩種,如果將 S 型加熱殺死,再與 R 型混合在一起,則發現又有 S 型細菌出現。

可見死的細菌中，仍有一種物質可轉移到另一種細菌中，進行控制細菌，因而 R 型細菌的下一代就成為 S 型了。控制這種性狀轉變的物質就是核酸，也就是目前大家熟知的 DNA。1950 年代，美國的生物學家詹姆斯‧華生（James D. Watson）為了研究蛋白質而前往英國，他一直認為，要研究蛋白質，就必須先明瞭核酸的構造。他與法蘭西斯‧克里克（Francis Crick）利用射線繞射技術，推斷出核酸是由糖與磷酸兩條長鏈相互交錯而成的螺旋狀構造，因而在 1952 年提出了著名的「雙螺旋模型」，獲得了諾貝爾獎。距米夏發表核素的論文，已經過了八十年的歲月。

雙螺旋構造的提出是近代遺傳學上最重要的發現，不但奠定生化學及遺傳學的基礎，更是近代遺傳工程發展的原動力，甚至可以說如果沒有這項發現，就不會有遺傳工程這一新科技的誕生。

自從雙螺旋構造被提出之後，興起了以研究核酸為中心的「分子生物學」，當時一般人都認為這是一門純學術性的基礎研究，沒有人認為它能應用到醫學上。

3. 基因與染色體的關聯

　　染色體（chromosome）是細胞內具有遺傳性質的生化物質，易被鹼性染料染成深色，所以叫染色體（即染色質）；其主要基本質結構是DNA，是遺傳物質基因的載體。

　　平時細胞核內的染色體延長成絲狀，分散於細胞核內，染色亦深淺不一，稱為染色質（chromatin）但在細胞分裂的過程中，染色質不斷地濃縮捲曲成粗細一致、染色均勻、但長短不一的緊密物體，就是染色體。DNA平時是散亂分佈在細胞核中，但當細胞要準備分裂時，DNA便會與組織蛋白（histon）結合，然後纏繞起來，成為巨大而清楚的染色體結構。

　　每一種生物個體的細胞都有莫遺傳資料，即染色體的數目是固定的。例如大猩猩有48條，青蛙有26條，果蠅有8條，碗豆有14條，人體內每個細胞內有23對染色體，包括22對體染色體和一對性染色體。

　　1879年，由德國生物學家弗萊明（Alther Flemming，1843～1905年）經過實驗提出染色體觀念，1883年國學者提出了遺傳基因在染色體上的學說，1888 年正式被命名為染色體。1902 年，生物學家觀察細胞的減數分裂時又發現染色體是成對的，並推測基因位於染色體上。

1928 年摩爾根證實了染色體是遺傳基因的載體，因此獲得了諾貝爾生理醫學獎，1956 年確認了人類每個細胞有 46 條染色體，46 條染色體按其大小、形態分成 23 對，第一對到第二十二對為體染色體，為男女共有，第二十三對劍是一對性染色體。

所以染色體存在細胞核內，由 DNA 與蛋白質所組成，基因則存在染色體上，而基因特別是指在 DNA 序列上，能夠表現出功能的部分；在人類的所有染色體上，都有基因存在，而且每對染色體上，存在的基因種類及數量並不相同。有時單一個基因便能控制一種性狀的表現，然而，大部分的生理性狀，都是由一系列相關的基因一同調控而表現的。

低等生物是沒有染色體的，像細菌細胞核沒核膜，DNA 是散在細胞質內的。

4.DNA 是雙螺旋結構

　　那麼遺傳基因是位於細胞哪一部分呢？在高等生物細胞中，遺傳基因是位於細胞核的染色體中。一般體細胞進行分裂時，染色體也跟著複製，因此得到與原來細胞染色體數目相同的新細胞；在生殖細胞中，則進行減數分裂，染色體數目成為原來的一半，當來自父代及母代的生殖細胞結合在一起時，染色體才恢復原來的數目。因此，任何細胞的染色體都能維持相同。而由於子代細胞的染色體有一半來自父親，一半來自母親，遺傳基因的表現因此就使得小孩與父母親相似了。

　　基因的本體就是 DNA，而染色體就如同記錄了許多遺傳訊息的錄音帶。的化學成分是由糖及含有氮原子的鹼基以及磷酸所組成。有如一條很長的扭曲梯子，形狀如麻花般，梯子的兩側扶手就是糖及磷酸組成的，而梯子的踏板則是由鹼基構成。鹼基共有四種，稱為胞嘧啶（C）、胸腺嘧啶（T）、腺嘌呤（A）與鳥糞嘌呤（G）。

　　每個鹼基都有固定的結合對象，有如鑰匙與匙孔的關係，例如腺嘌呤與胸腺嘧啶結合，鳥糞嘌呤與胞嘧啶結合，梯子的踏板就是由這樣結合的一對鹼基所構成的。

而這四種鹼基的排列方式，稱為遺傳密碼。由於遺傳密碼的訊息傳遞，才能使每一生物表現它的特徵。

DNA 的大溝和小溝分別指雙螺旋表面凹下去的較大溝槽和較小溝槽。小溝位於雙螺旋的互補鏈之間，而大溝位於相毗鄰的雙股之間。這是由於連接兩條主鏈糖基上的配對鹼基並非直接相對，從而使得在主鏈間沿螺旋形成空隙不等的大溝和小溝。在大溝和小溝內的基鹼對中的 N 和 O 原子朝向分子表面。從細胞經濟的角度來看，一條長的 DNA 若扭轉成螺旋狀，可以有效減少它的體積。而螺旋狀的扭力，也可以增強 DNA 双鏈間脆弱的結合力，讓 DNA 較不容易解開、鬆開，所以在 DNA 複製（DNA Replication）時，需要 helicase（解旋酶）來解開扭轉的 DNA，有如拉鏈逐漸拉開一般。

雙股 DNA 變成單股 DNA 稱為變性，而單股 DNA 恢復成雙股 DNA 稱為復性。DNA 變性原因有加熱，因為 DNA 兩股之間的結全鍵加熱即可以破壞。低鹽濃度，DNA 通常是要在高鹽之下比較穩定，所以低鹽濃度下，容易變性以及鹼性溶液，當 pH>11.3，DNA 分子內氫鍵都會斷裂。

每條 DNA 都很長，兩股間都會有數以千計以上的鹼基以氫鍵相連，這樣就足以讓雙股 DNA 維持穩定。但是有些地方的 DNA 會自動打開來，又自動再關起來，這種現象稱作 DNA 呼吸。

　　DNA 可以長久保存，DNA 若被樹脂包埋，變硬後成琥珀化石（amber），冷凍或存在無氧狀態可長久保存，牙齒內 DNA 也可以保存長久。琥珀最大不過 15 公分，大型動物不可能被包到琥珀中，中國大陸有人從恐龍蛋的化石中抽取到恐龍的部分 DNA。

　　大部分的生物以 DNA 為遺傳物質當生物死亡，DNA 會因氧化、水解等作用而漸漸分解，五千年前阿爾卑斯山上泰農尼冰人（Tyroleam Iceman）的木乃伊，仍可抽出 DNA，由四萬年前的毛象，仍可以抽出粒綠體 DNA，目前被分析過最古老的 DNA，來自琥珀化石內的細菌、蜜蜂、白蟻等的DNA，被分離的DNA經PCR量化、定序、研究。

5. 神奇的遺傳密碼－龍只生龍，鳳只生鳳

遺傳密碼（genetic code）又稱密碼子、遺傳密碼子、三聯體密碼，是一系列的遺傳規則，細胞根據這些規則將已編寫在遺傳物質（主要是 DNA）的資訊轉譯成蛋白質的胺基酸順序。DNA 的遺傳密碼是依它的排列順序，以三個為一組，每一組可以控制一種胺基酸的生合成，所以遺傳密碼可以左右組成人體的二十種胺基酸的排列與功能，再由胺基酸排列順序組成各種蛋白質，蛋白質可以推動生物體的酵素反應，表現出生物特有的性質。

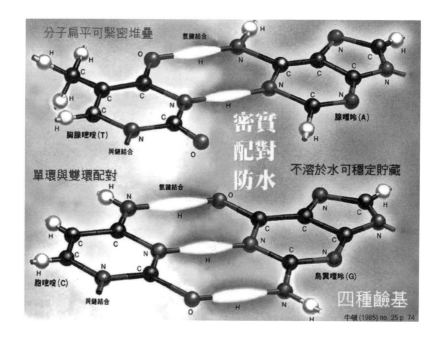

牛頓 (1985) no. 25 p. 74

遺傳密碼

DNA 位於細胞核內，而蛋白質的合成是在細胞質中進行。DNA 上的遺傳密碼，先透過傳訊 RNA（mRNA），再轉送到胺基酸的生成場所—核糖體。

依它上面遺傳密碼的排列，先行複製一段傳訊；傳訊可穿過細胞核到細胞質來，結合在核糖體上。接著，核糖體在傳訊上開始移動，並一面解讀密碼。另一種稱為轉運的核糖核酸，便把與遺傳密碼相對應的胺基酸帶來，並依序連在一起，成為蛋白質。就這樣，上的遺傳密碼就表現在最終產物蛋白質上面了。蛋白的一種稱為「酵素」的物質可以推動身體內的化學反應，使得有人皮膚是白色的，而有些人是黃色的。

因為密碼子由三個核苷酸組成，故一共有 4^3=64 種密碼子。例如，RNA 序列 UAGCAAUCC 包含了三個密碼子：UAG，CAA 和 UCC。這段 RNA 編碼了代表了長度為三個胺基酸的一段蛋白質序列。

破譯遺傳密碼，必須了解閱讀密碼的方式。遺傳密碼的閱讀，可能有兩種方式：一種是重疊閱讀，一種是非重疊閱讀。例如 mRNA 上的鹼基排列是 AUGCUACCG。
若非重疊閱讀為 AUG、CUA、CCG、；若重疊閱讀為
AUG、UGC、GCU、CUA、UAC、ACC、CCG。兩種不
同的閱讀方式，會產生不同的胺基酸排列。基因的鹼基
增加或減少對其編碼的蛋白質會有影響。

在編碼區增加或刪除一個鹼基，便無法產生正常功
能的蛋白質；增加或刪除兩個鹼基，也無法產生正常功
能的蛋白質，但是當增加或刪除三個鹼基時，卻合成了
具有正常功能的蛋白質。證明遺傳密碼中三個鹼基編碼
一個胺基酸，閱讀密碼的方式是從一個固定的起點開始，
以非重疊的方式進行，編碼之間沒有分隔符。DNA 上的
遺傳密碼是由上一代父母傳來的，藉由此種遺傳訊息而
傳到下一代，因此才會產生出「龍生龍、鳳生鳳」的結果。

基因重組的生物技術時代始自何時？

如果有一棵植物，它的根部結馬鈴薯，地上部分則長出番茄，那該有多神奇！如果小老鼠長得像兔子一樣大，那有多可怕！如果將白米、葡萄等釀酒原料，放進玻璃容器內，不久之後，在瓶子裡就可得到香醇的酒，這樣不是很方便嗎？

大家都知道螢火蟲會發光，假如能將螢火蟲的光在工廠中大量生產，則是一項取之不盡、用之不竭的方便能源。

這些現象有如神話一般，但經由生物技術，這個「天方夜譚」可以逐步實現。生物技術就是利用動、植物或微生物的特性、機能或成分來製造產品，用以改善人類生活的一項技術。我們的祖先早就有利用生物技術的經驗，但由那時候沒有像今天這樣的科學常識，並不知道原因，而且這種技術利用只限於發酵食品，如製造醬油、味噌、酒、醋等。到了二十世紀初期，科學家利用生物技術生產各種藥物，如感冒常用的抗生素、胺基酸（如日常用的味精調味料等）。

1970 年以後，人類發展出遺傳工程及細胞融合等新技術，才將傳統發酵技術融合新發展出的技術，總稱為「生物技術」。

我們日常生活中常聽到電腦工業、汽車工業等名詞，但對於「生物工業」總覺得很陌生。事實上，生物工業是一項新興科技，是由「生物技術」所衍生出來的工業。

人類的老祖先早就有利用生物技術的經驗，但早期的生物技術，只限於發酵類食品。

到了二十世紀，由於生產各種藥品，以及農業產品的技術大幅進步，尤其是西元 1970 年後，又有所謂的「遺傳工程」等技術的配合，才能生產更多的產品，發展出更新奇的技術來。

例如有一棵植物，它的根部結馬鈴薯，地上部分則長著番茄，一次就可以採收不同種類的果實；還有在小白鼠的背上長出人的耳朵，以供醫學上使用等；這些技術聽起來好像是神話，但今天的生物技術，已經可以完成這種「天方夜譚」了。

6. 基因重組技術

大家一定注射過 B 型肝炎疫苗，你可知道 B 型肝炎疫苗是如何製造的？

目前最新的方法是利用基因重組技術（又叫遺傳工程）來生產。什麼是遺傳工程呢？在瞭解之前要先知道遺傳基因的本質。遺傳基因是由兩股像梯子的化學物質彼此纏繞成雙螺旋的物質，因為遺傳基因與生物體上的許多特徵，如眼睛顏色、身高、皮膚外觀等都有關，生物體的遺傳基因可以下命令，叫身體按照基因上的密碼表現出各種特性。

科學家想到如果能夠將基因重新排列組合，也許可以製造出我們所希望的任何東西。於是科學家利用一種作用像剪刀的物質將基因剪開，然後接上一段新的基因，再利用一種有如漿糊的東西黏上。於是，原來的基因就有一段不一樣的新基因，就可生產所希望的物質了。這種基因剪接的技術就叫「遺傳工程」。

今天，遺傳工程已經成為重要的科技，能夠製造各項產品，如醫藥品、農產品等，所得到的新物質對人類有很大的貢獻。例如 B 型肝炎疫苗、治療糖尿病的胰島素等，這些以往昂貴的藥物都靠遺傳工程的技術大量而廉價地生產，遺傳工程真是自然界神奇的魔術師呢！

科學家可以用遺傳工程方法生產胰島素，亦將細菌當作生產工廠來代工。

首先，我們必須由人或動物的細胞中，找到生產胰島素的那段基因，然後，用一種叫做「限制酶」的酵素，如同用剪刀般將它剪下，有些生物學家也利用化學合成法，將基因組成成分的核酸原料用化學法合成胰島素基因。

找出控制生產胰島素的基因後，接下來的問題是如何讓它大量生產。繁殖速度最快的生物要算是細菌，大家都有這樣的經驗：一小滴糖水暴露於室溫中，經過一天，糖水中就有千萬個細菌。生物學家就是將胰島素基因導入細菌體內，利用細菌二十分鐘分裂一次的特性，進行培養。經一夜之後，所得到的億萬細菌均有胰島素基因，因此，能依遺傳原理，將細菌當作生產工廠，大量製得胰島素這種蛋白質，就可得到量多而價廉的產物。

若將大腸桿菌看作汽車製造廠，那麼，大腸桿菌工廠會製造各種汽車零件，再加以裝配成汽車。而帶有胰島素基因的質體（一種ＤＮＡ）混進來，就像其他貿易商攜帶自行車藍圖，委託汽車廠代為製造自行車一樣。汽車工廠除了照樣生產汽車外，並增加一條製造自行車的生產線，就技術而言，這並非難事。所以，帶有胰島素基因的質體進入細胞後，經過一段時間的繁殖，質體會藉著大腸桿菌的生產系統生產胰島素，使得原本不具生產胰島素能力的大腸桿菌，得以大量分泌胰島素，這可是拜遺傳工程技術之賜呢！

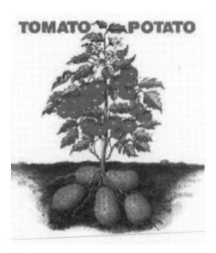

圖：番茄與馬鈴薯的基因重組技術

二、與基因疫苗同樣恐怖的基因改造食品

1. 什麼是基因改造食品？

基因改造產品是指透過改造基因，也就是由別種生物（動植物或微生物）的基因（稱之為外來基因）移入特定生物來變更原有物種基因結構，並有效的使改造的基因表現出來的產品，以基因改造產品為原料進行加工所得到的食品叫基因食品，其實此一名詞翻譯自英語 Genetically modified food（GMO），如果直譯叫基因改造食物，也叫轉基因食品。

基因改造產品依基因來源可分別動物性基因改造產品，植物性基因改造產品以及微生物性基因改造產品。

如果用生化學術觀點來說，基因改造產品就是利用近代分子生物（molecular biology）技術，將某些生物的基因轉接到其他物種中去，改造原有生物的遺傳物質，使其表現在形狀、營養價值、消費品質等方面以符合人類的需求，有些可以直接食用，或者作為加工原料生產的食品，或者用以生產工業或醫藥等非食用產品。

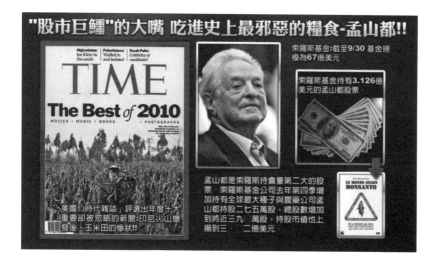

"股市巨鱷"的大嘴 吃進史上最邪惡的糧食-孟山都!!

TIME
The Best of 2010
MOVIES · MUSIC · BOOKS · PHOTOGRAPHS

美國「時代雜誌」評選出年度十大重要卻被忽略的新聞:印尼火山爆發後,玉米田的慘狀!!

索羅斯基金:截至9/30 基金規模為67億美元

索羅斯基金持有有3.126億美元的孟山都股票

孟山都是索羅斯持倉量第二大的股票 索羅斯基金公司去年第四季增加持有全球最大種子與農藥公司孟山都持股二七五萬股,總股數增加到將近三九○萬股,持股市值也上揚到三‧○二億美元

LE MONDE SELON
MONSANTO

153

提起基因改造就想到 1970 年代人類有此技術之前的
1960 年代，曾經出現過一部的科幻恐怖電影＂變蠅人＂
（The Fly），改編自同名短篇科幻小說。片中主人在進
行一項能量訊息與物質傳輸法實驗時，誤將蒼蠅基因混
入自己體內，自己慢慢變成了蒼蠅人。在漫長的變化過
程中，他的人性逐漸消失，蒼蠅的習性逐漸增加：如倒
吊爬行、唾液可以融化物體等。由於蒼蠅的基因已經混
在了人的基因裏面，在此部電新第二集中，他的兒子從
出生起就繼承了這個恐怖的基因改造，成年以後變成了
＂蠅人＂。

這是由於實驗失誤，導致人類基因改變的例子，但
更多的科幻作品則敍述了人類主動的基因改造，甚至成
爲一種制度。那便是有種族主義之嫌的＂優生學＂了。

科幻小說或電影的情節都在日後一一實現，基因改
造只是其中一例而已。

2. 在台灣的基因改造食品

台灣每年進口至少 250 萬公噸的黃豆，其中九成係基因改造，黃豆與１９０萬公噸的基因改造玉米，也有多種本土自行研發的基因改造動植物成果，包括國內外所研發的基因改造食用植物有木瓜、香蕉、西瓜、甜瓜、苦瓜、番茄、青花菜、毛豆、水稻（有黃金米等）、馬鈴薯，南瓜、甘藍、油菜、甜菜、粟米、苜蓿，觀賞植物如菊花、玫瑰花、鬱金香、文心蘭、彩色海芋，非食用者有棉花等；基因改造動物如牛、豬、乳羊等；基因改造水產生物如泥鰍、鯰魚、九孔、草蝦、鮭魚，觀賞用的螢光魚等。其中番茄、水稻、馬鈴薯、青花菜及木瓜等更已進入田間隔離試驗階段。

在台灣到處可看到基因改造產品，傳統市場所買東西有標示者甚少，因此上文所提到的食物原料在傳統市場到處可見，而超級市場有標示物品較多，若是基因改造者誠實標示者並不多，反而是非基因改造者標示的產品日漸增加。

至於加工食品九成以上都經是基因改造，玉米罐頭，番茄醬，義大利麵醬等，以及市售標榜「生化」或「科技」

的食品或便利商店所賣各項飲料及商品，其實大都是基因改造食品。在熟食方面，速食店所出信的漢堡，薯條，湯及飲品等也幾乎都是基因改造食品。

　　而夜市或路邊小吃攤所販賣的食物，所使用的原料或有基因改造者，一定會用，因成本較低。可見基因改造產品是隨處可見，充斥在你我的周圍，而有可能是下一個食品安全未爆彈。

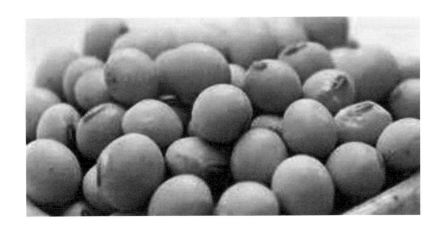

3. 基因改造食品是何時開始的？

最近媒體上常出現有機農業、安心蔬菜、精緻農業等名詞，你知道這些是什麼嗎？其實，這些都是針對日益嚴重的環境污染而產生的新農業革命。

二次大戰結束後，由於人口的增加以及可耕地減少，人類為了提高單位面積的產量，大量施用化學合成的農藥與肥料，以消滅農作物的病苗與害蟲。

最後，雖然達到了目的，但也造成環境的污染，而農作物上農藥的殘毒，更直接危害到人體的健康；近年來許多怪病不斷出現，癌症患者年齡的下降與擴散，都與農藥的濫用有關，可以說是人人「談癌色變」。

針對這些情況，科學家利用生物技術，發展出替代傳統化學農藥的無公害農藥，稱為「生物性農藥」。

這些來自生物的農藥中，最有名的是「微生物殺蟲劑」，它是利用一種屬於桿菌的蘇力菌（英文叫ＢＴ）所生產的，它對人體無害，卻足以殺死蔬菜上的害蟲。

　　微生物殺蟲劑與傳統農藥相比，價格較高，殺蟲藥效較為緩和，並不會馬上看到害蟲死掉，這些缺點使得推廣受到限制，使用尚未普及。

　　通常我們使用殺蟲劑時，常習慣性地噴很多，要眼睛看著害蟲死掉才罷休，這時，自己也吸了不少農藥呢！

　　另外，在報紙或電視上也常出現「晚上睡覺前噴藥劑殺蟑螂，早上就可掃蟑螂」的廣告詞，其實這是錯誤的。噴了化學農藥之後睡覺，人們很容易慢性中毒，應該改掉這個習慣，變成出門前噴灑才對！

　　科學家近年來更利用遺傳工程技術，將蘇力菌細胞能夠殺死害蟲的基因，直接轉移到作物細胞中，這樣一來，農作物自己就會製造殺死害蟲的蛋白質，而不必再施用任何農藥；這種植物稱為「基因轉殖植物」。目前，一些先進國家已發展成功的基因轉殖植物的種類，有玉米、小麥、水稻與棉花等。

　　科學家期望在不久的將來，人類可以解決農藥所帶來的污染與為害，讓大家可以吃得更安全、更放心！

大家都知道，作物與蔬菜在生長時，常會受到病蟲害的侵襲，造成產量減少或葉片有蟲咬過的破洞。為了解決這個問題，以往多使用化學合成農藥殺死病蟲、害蟲，但相對地，也造成蔬菜、作物上有農藥殘存，危害到人體的健康。

　　隨著科技的進步，一種稱為「基因食品」的新農業生物技術產品已經上市了。

　　基因食品是利用農作物的遺傳基因重組的新方法所製成的，目前成功的有玉米、大豆、番茄、馬鈴薯、油菜與稻米等。這些新品種植物本身，都具有抵抗病蟲害或殺草劑的能力，所以栽種時不必噴灑農藥，就可長得很好。以番茄為例，大家都知道，番茄放不到幾天就會變軟，甚至腐爛，所以無法長期貯存，若要從產地運到市場販賣，一不小心就會被壓壞了。而目前利用遺傳工程改良過的新番茄，不僅顏色鮮豔，大而可口，貯存時間也延長了許多，好處真是不少呢！除利用遺傳工程技術外，另外有科學家將不同種類蔬果的細胞融合，塑造出兼具兩種蔬菜特色的新青菜，如白菜與甘藍融合成的新種青菜也已出現了！

　　這類以新科技開發成的作物，雖然經過美國、加拿大政府的核准，確認安全上沒有問題，但也有一些人擔心把這些新品種的蔬果吃下肚子，恐怕不太保險。

　　更有趣的是，當研究人員為這些改造過的「新」作物申請發明專利時，居然遭到宗教界人士的反對，因為他們認為人怎能跟神比！只有上帝才能創造萬物，人類若能創造新種生物，那不是與上帝同樣萬能了嗎？最後，科學家主動承認人類目前只能「改良」較低等生物，沒有能力「創造」高等生命，還是上帝行，如此才暫時平息了這一場紛爭。

　　所有的生物包括人類、動植物、細菌，都能將自己的特性傳給下一代。想一想，你跟爸媽是不是有某部分長得很像？控制生物把這些特性傳給下一代的物質，就稱為「基因」。每個生物細胞內都有許多遺傳基因。

　　遺傳基因既然可以指揮生物的成長特性，於是，科學家為了使作物本身能發展出不怕害蟲與病菌侵害的能力，便從其他生物（如細菌）的細胞中抽出足以殺死病蟲、害蟲的基因，再接到作物體內，就得到「遺傳工程作物」了。

這類新作物有了它們上一代所沒有的特性，能夠抵抗病蟲、害蟲的攻擊，不但長得好又快，而且更加可口，你說神不神奇？

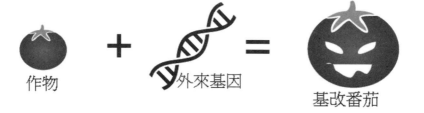

4. 操作基因改造食品

作物的基因改造是使作物基因組中含有外來基因，可藉細胞（原生質）融合、細胞重組、遺傳物質轉移以及染色體操作技術而達目的。

常用的方法有農桿菌轉入法，這是利用細菌帶著別種生物基因去感染作物，基因進入作物細胞 DNA 中達基因改造目的，另一是基因槍法，即利用火藥爆炸或高壓氣體加速（稱為基因槍），將帶目的基因的 DNA 溶液以高速微彈直接送入完整的植物組織和細胞中，是基因改造研究中應用較常用的方法。

花粉管通道法則是在授粉後向子房注射含目基因 DNA 溶液，利用植物在開花、受精過程中形成的花粉管通道，將外源 DNA 導入受精卵細胞中而達目的。

細胞融合則是早期基因改造塑造新生命的方法之一。生物技術可以說是萬能的魔術師。以前被認為不可能的事，都將因生物科技的進步而實現。假設有兩種生物，我們想要綜合其優點、去除缺陷，利用生物技術也可完成。

例如有一種作物生長速度慢但耐寒，另一種作物生長速度雖快卻不耐寒，我們就可以利用細胞融合得到既耐寒又生長快速的新種作物，這也是現代人之所以能吃到各種甜美、可口的水果與蔬菜的理由。

　　但是，生物技術雖能塑造出集優點於一身的新品種，卻也可能得到具有我們不希望的缺點的作物，所以，如何小心選擇是非常重要的。

　　細胞融合技術最有名的例子，是番茄與馬鈴薯利用細胞融合之後所得到的另一種新作物，也就是地上部分長番茄，地下則結馬鈴薯的作物，稱之為「番茄薯」。這種新作物對於古代的人來說是相當不可思議的。

　　今天細胞融合技術也應用在農業上，而醫學上，尤其是癌症治療與疾病診斷方面也有很大的貢獻。

　　生物學家利用細胞融合技術得到一種特殊的抗體，只能與癌細胞結合而不會殺傷其他細胞，如此一來，治療癌症的藥物與這種抗體先行連接再注射到體內，就能像飛彈一樣，準確命中目標「癌」，減輕副作用帶來的痛苦。

　　細胞融合技術可以說是造福人類的有效利器之一，它不僅能塑造新生命，也能生產新藥物，改進製造產品的流程，細胞融合技術可說是一項生物技術的關鍵性科技。

　　傳統育種技術與人工基因改造是有差異的。

　　傳統育種技術一般只能在同一種內個體間進行基因轉移，而人工基因改造技術所轉移的基因則不受生物體間親緣關係的限制，可跨越種的限制。

　　傳統的育種和選擇技術一般是在生物個體上進行，操作對象是整個基因組，所轉移的是大量的基因，人工基因改造技術則可能準確地對某個單一基因進行操作，也就是經過明確定義的基因，功能清楚，後代表現可準確預期。

5. 基因改造食品是一項新興科學

傳統育種技術一般只能在同一種內個體間進行基因轉移，而人工基因改造技術所轉移的基因則不受生物體間親緣關係的限制，可跨越種的限制。

傳統的育種和選擇技術一般是在生物個體上進行，操作對象是整個基因組，所轉移的是大量的基因，人工基因改造技術則可能準確地對某個單一基因進行操作，也就是經過明確定義的基因，功能清楚，後代表現可準確預期。

而基因改造食品科學是一種新綠色革命的一環。

由於人口急劇增加與生態環境長期遭受嚴重破壞，農業產品已經無法充分滿足人類的需求。西元 1960 年代，為了解決開發中國家的人口問題，聯合國和美國的一些基金會，支持若干開發中國家進行育種工作，育成「奇蹟米」等高產量品種，這些成果，就稱為綠色革命。到了 1970 年代，生物科技的進展對農業產生了另一波的影響，這些活動就稱為新綠色革命。新綠色革命中所運用的技術是生物技術與電腦自動化技術。

　　大家對有機蔬菜、生機飲食、水耕蔬菜等，相信應該不陌生。此外，對一些又大又甜又多汁的水果如蓮霧、西瓜等，你必定也很喜歡吧！以上這些蔬果都是運用基因改造來改良它的遺傳特性，並以全自動電腦控制方式來調控農作物的生產，使得農場如同工廠一般，產品不但良好，品質也能保持均一。此外，科學家同時也利用生物技術來解決土壤污染問題，以恢復地球原有的生態。科學家並預測，這將是廿一世紀農業發展的新方向。

　　而電腦應用在農業生產上可達到農業現代化目的，具體項目有：以微電腦與自動控制將農業資料作貯存及調閱、控制農業生態環境、預測作物產量及病蟲害的發生、調查農業自然資源監測農業生產條件、畜牧飼料管理與飼料配方的自動化等。

　　又如水耕栽培法、水氣培養法等利用液體培養法所進行的農業生產，這是一項農業生產工業化的構想。也就是在工廠中，利用微電腦調控生長環境以生產農作物的想法。近年來，對於某些藥用植物及作為保健食品的植物，也藉由電腦控制技術，來進行大規模生產如大家熟知的水耕蔬菜、靈芝，以及進行藥用菇類的培養等，可見新綠色革命所採用的技術是多方面的。

6. 基因改造作物會引發過敏

科學家已經發現某種基因改造大豆會引起嚴重的過敏反應；在美國許多超級市場中的牛奶中含有在牧場中施用過的基因工程的牛生長激素。一家著名的基因工程公司生產的番茄耐儲藏、便于運輸，但含有對抗抗生素的抗藥基因，這些基因可以存留在人體內。人類用基因改造的特性和不可避免的不完美會一代一代的傳下去，影響地球所有其生物，而且永遠無法被收回或控制，後果是目前無法估計的。

基因改造作物通常插入特定的基因片斷以表達特定的蛋白，而所合成的蛋白如果是已知過敏源，則有可能引起人類的過敏反應，即使表達的蛋白為非已知過敏源，但只要是在基因改造作物的食用部分顯現出來表達，也應對其進行人體過敏評估。

基因改造食品對人類健康的另一個安全問題是抗生素標記基因。抗生素標記基因是與插入的目的基因一起轉入目標作物中，用以幫助在植物遺傳轉化篩選和鑒定轉化的細胞、組織和再生植株。標記基因本身並無安全性問題，有爭議的一個問題是會有基因水平轉移的可能性。如抗生素標記基因是否會水平轉移到腸道被腸道微生物所利用，產生抗生素抗性，引發過敏，也可能會降低抗生素在臨床治療中的有效性。

星連玉米（StarLink Corn）經是基改造改玉米的商品名，該品種中經基因改造，有蘇力菌的抗蟲基因；美國政府在 1998 年核准使用為家畜飼料用，但禁止作為人類食品。然而因生產運輸過程因管理不當，星連玉米與供人食用的玉米混合，食用後造成十餘人發生過敏反應。之多美國若干大食品業者也抵制購買，日本因此將混有星連的進口玉米退回。美國政府更要求種子公司付給農民高達十億美元的賠償金，同時停止販售星連玉米的種子。但到目前為止，科學上仍然未能證實過敏反應與食用星連玉米所含的殺蟲蛋白質是否有關，這就是基因改造作物上有名的星連玉米事伴。

7. 基因改造作物引發腫瘤

基因改造作物引發腫瘤

這是最具爭議性，也是最全人害怕的話題，國際期刊在 2014 年刊登論文，指出基因改造作物所用除草劑年年春中的主成分嘉磷賽可能與罹患非何杰金氏淋巴瘤（Non Hodgkin's Lymphoma，NHL）有關。該論文分析過去三十年來相關流行病學的前 44 高收入國家所作的研究報告，探討 21 類農藥 80 種主成分與農業相關人員者罹患 NHL 之間的關係；結果發現 B 細胞淋巴瘤的出現與苯氧類除草劑（如 2,4-D）以及有機磷類除草劑（如固殺草，也就是百試達 Basta13.5% 溶液、嘉磷賽）都有正比例關係，而瀰漫性大 B 細胞惡性淋巴瘤則與有機磷類除草劑呈正比，該報告也指出胺基甲酸鹽類殺蟲劑、有機磷類殺蟲劑等也都有關。這篇報告來得正是時候，因為美國環保署當時正在審核兼耐嘉磷賽與 2,4-D 兩種除草劑的基改作物，若通過的話，美國這兩種除草劑的用量還會增加。另外，除草劑年年春中的填加劑，即非離子性之表面擴張劑 polyoxyethyleneamine（POEA）也已被發現會殺死人類胚胎細胞。

美國民間團體「Moms Across America」與「Sustainable Pulse」聯合取樣檢測婦人乳液，發現除草劑嘉磷賽的含量在 76μg/l~166μg/l 之間；這是歐洲嘉磷賽的最大污染物濃度（MCL）標準的 760 到 1,600 倍，因為歐洲的是 0.1μg/l，但美國飲用水嘉磷賽的最大污染物濃度（MCL）是 700μg/l。的婦人大多知道基因改造風險，也會刻意避免，居然還也這麼高的濃度，那麼沒警覺的話應該會更高。

目前美國政府對嘉磷賽採寬鬆的規範，主要理由是認為此農藥不會在生物體內累積，人吃進去會被排掉，因此不會有危害健康的問題。但母奶測驗的結果已打破此錯誤的結論。嘉磷賽可能就是嬰兒有生命以來第一個被強迫接受的化學農藥。

受測出乳汁含有微量嘉磷賽的一位媽媽覺得很沮喪，因為她只吃有機產品 . 不過「Moms Across America」指出，嚴格攝食有機非基因改造食品的婦人過了幾個月到兩年，其乳汁大都已測不出嘉磷賽了。至於人類尿液的嘉磷賽含量，在瑞士約為 0.16μg/l，在拉脫維亞約 1.82μg/l，然而在美國的檢測，最高值在是奧立岡的 18.8μg/l。本次檢測發現美國飲水的嘉磷賽測值在 0.085 到 0.33μg/

l 之間。「Sustainable Pulse」呼籲全世界各國政府暫時禁止嘉磷賽的販賣使用，直到有公信力學者研究其長期風險作出結論後再決定是否開放。

　　此次檢測結果令人想起 1970 年代發現母奶含有多氯聯苯，而導致 1979 年美國國會禁止其生產。多氯聯苯與嘉磷賽的生產公司孟山都在 1930 到 1977 年都還堅持多氯聯苯是無毒的，該公司也當登廣告說嘉磷賽無毒易分解，被美國與法國法院判廣告不實。

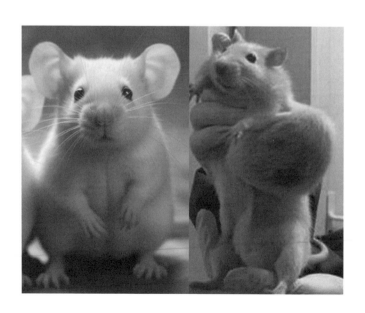

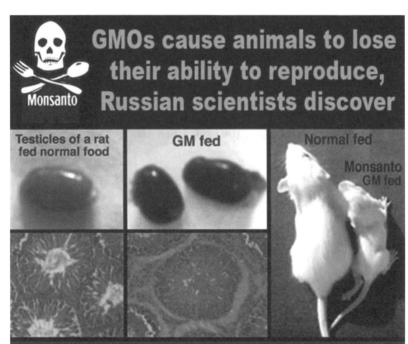

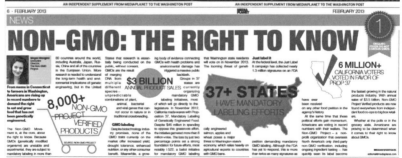

8. 基因改造作物會引發腎病

斯里蘭卡政府首度禁止除草劑"年年春"的使用。這是因為研究指出年年春的成分嘉磷賽可能與該國北方農民未知原因的腎臟病有關，而且此一未知因腎病也是薩爾瓦多當地男性死亡的第二大原因，研究人員認為可能嘉磷賽施用後與土中離子結合，產生高毒性化學物，農民使用地下水，因而讓農民致病。北斯里蘭卡約有400,000 個病例，莫中 20,000 因而死亡。

由於斯里蘭卡在 1970 年代就開放農藥使用，學者認為經過 12-15 年的農藥殘留累積導致 1990 年代未知原因的腎臟病的發生；農藥中嘉磷賽符合許多「元凶」的特點，例如可與硬水結合成穩定化合物、具有維持腎臟毒性金屬離子與進入腎臟的能力、多管道進入人體等。嘉磷賽本身在土壤半衰期只 47 天，但與金屬離子結合就難以分解，半衰期長達 22 年，進入人體的管道很多，包括飲用水、食物與空氣；農民由皮膚或呼吸道直接經皮吸收，因而傷害腎臟。

9. 基因改造食品會降低免疫力

1998 年 8 月，英國研究發現，老鼠食用了轉基因改造馬鈴薯之後免疫系統遭到破壞；美國也有一些害蟲的天敵因基因改造植物致死的報導；2005 年 5 月 22 日，英國媒體又披露了知名生物技術公司"孟山都"的一份報告，以基因改造食品餵養的老鼠出現器官變異和血液成份改變的現象。這些消息在帶給全世界震驚的同時，也使更多的人懷疑食用轉基因原料製成食品的安全性。

蘇格蘭的研究人員也在 1998 年試驗發現用某基因改造馬鈴薯餵食老鼠，有會使老鼠生長遲緩，免疫系統失調。這些實驗結果公開後引起喧然大波；後來其他科學家發表試驗結果，認為此次的試驗結果只是個案，不足採信，但真正的答案，就是該基因改造馬鈴薯是否安全仍然沒有答案。

三、基因疫苗

1. 什麼是基因疫苗

基因修飾疫苗（GM vaccine or Gene-edited vaccine：GE vaccine）又叫基因疫苗，不是傳統的基於蛋白質的疫苗，例如毒狂犬病疫苗，死菌失活的百日咳疫苗等，而是"基因經過剪接疫苗"，例如病毒載體（vector）疫苗，或"核酸疫苗"，例如 DNA 疫苗和 mRNA 疫苗。這些疫苗以病毒載體或脂質奈米顆粒中的 DNA 或 RNA 形式包含新型冠狀病毒（SARS-CoV-2）的遺傳信息。牛津大學 - 阿斯特捷利康公司（AZ）生產的病毒載體疫苗就是使用去毒腺病毒作為載體，當它被注射並吸收到細胞中時，DNA 會被封裝在腺病毒載體中，會產生新冠病毒刺突蛋白的 DNA 在細胞核內轉錄翻譯，刺突蛋白的一部分作為抗原呈現，刺激免疫系統並產生針對新型冠狀病毒刺突蛋白的抗體。

另一方面，輝瑞（Pfizer-Biontech）的 BNT 和莫德納（Moderna）生產的 mRNA 疫苗都是將包裹在人工脂質奈米顆粒（脂質體）中的與新冠病毒刺突蛋白部分相對應的 mRNA 注射到該部位，細胞在核醣體內翻譯成蛋白質。將這種蛋白質作為抗原細胞、成為免疫系統目標，並產生針對新冠病毒刺突蛋白的抗體。

1970 年代興起的遺傳工程基因剪接技術在疫苗研發方面尚未成熟，所以這種基因疫苗尚處於研究的實驗階段，還有很多未知數。新冠基因疫苗透過引入新冠病毒的刺突蛋白基因，很明顯在接種者體內會產生了刺突蛋白，也會誘生針對它的抗體。

進入人體的外來基因和這些基因表達產生的刺突蛋白可能會產生其他未知的影響。因此，基因疫苗不應稱為 "疫苗"。

就新冠病毒基因疫苗來說，實際上注射到體內的是新冠病毒的刺突蛋白基因，所以應該叫 "轉基因刺突蛋白基因注射液"（Transgenic spike protein gene injection），轉基因（transgenic）的意思是從外面引入基因進入身體。到目前為止， "疫苗" 是一種預防感染的預防性醫療措施，所以它不是針對那些患有嚴重疾病的人，而是針對大多數健康人。

像這次的新冠基因疫苗，儘管接種了數十億人，但長期的安全性和有效性並未得到，無視本來應該要求的高安全標準，顯然是不正常的，所以充其量說是一個只在沒有藥物的情況下進行短期臨床試驗而引入的〝人體大實驗〞。強迫沒有意願領取的人是侵犯人權的行為。

2. 超快速基因疫苗的研製

正常的疫苗研發需要 5 到 10 年甚至更長時間才能上市，但新冠病毒疫苗，包括這次的基因疫苗，都是以縮短了很多倍速度的超快速（warp speed）研製出來的。不僅是疫苗，所有的新藥，都需要數年，甚至數十年的時間，進行細胞實驗、動物實驗、臨床試驗，才能確認其安全性和有效性。新冠基因疫苗是否安全並不知，也還沒有正式批准就緊急授權，在很短的時間內就進行接種。實際上針對人類的 2/3 期臨床試驗中的數據可能已被操縱以減少副作用。此外，自從開始接種疫苗以來，甚至有透過設立安慰劑組（生理鹽水組）來取消臨床試驗。眾所周知，開發疫苗的製藥公司和監管機構（FDA、CDC 以及台灣衛福部）存在著不正常的勾結，在這樣的機制下研製出來，已有很多人接種的新冠基因疫苗真的安全有效嗎？在接種之前需要更深入地思考才行。

3. 疫苗真的 "有效" 嗎？

新冠病毒基因疫苗在世界各國陸續獲准時，最初說的是如果大多數人接種疫苗，可透過疫苗獲得群體免疫，發揮預防感染的作用。很多所謂專家們一直在積極倡導 "人人打疫苗" ，有誘導民眾接種疫苗的傾向。

當然，從臨床試驗的結果來看，輝瑞和 Moderna 生產的新冠 mRNA 疫苗宣稱在大規模隨機對照試驗中有效率在 90% 以上，AZ 病毒載體疫苗也說 70% 有效，（N Engl J Med. 2020;383：2603-2615，N Engl J Med. 2021;384：403-416，Lancet.2021;397：99-111）。

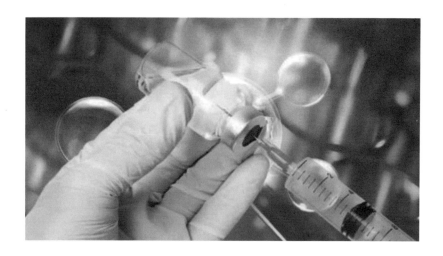

然而，實際在人體上進行以確認疫苗有效性的 III 期臨床試驗通常需要兩到三年的時間，但新冠基因疫苗跳過了這一段，在短短的 6 個月到 1 年的時間就迅速進行臨床試驗，因為全球大流行（實際上是人為故意散播的）正在發生，而且是緊急情況，也是賺黑心疫苗錢好時机機，因此決定儘早獲得各國政府的特別批准。

　　另外，這些基因疫苗其實都仍在進行 I-II 期試驗，以確認其安全性，已經出現了嚴重的副作用，所以不能説是安全的疫苗。

　　合理的推測是這次人為的新冠肺炎大流行風暴是用"疫苗先行"來推進的，在感染初級的階段就有不安全的疫苗逼人民去打，不過是人體實驗而已，而強迫舉動是對人權的侵犯。

　　如前所述，在一項針對 10,000 多人的大規模隨機對照試驗（III 期）中，據説 mRNA 疫苗的疫苗效力為 90% 或更高，病毒載體疫苗的疫苗效力約為 70%。然而，這也是僅見於 65 歲以下的健康年輕人，而不見於免疫力低下的老年人，後者佔 COVID-19 重症病例的大部分。此外，只觀察了短時間（第二次給藥後 1 至 2 週）的效果，無法確認半年至一年後會發生什麼事。

對於新冠病毒感染者，即使有新冠症狀也不一定能透過 PCR 檢測確認為陽性的。PCR 檢測本身是一種不可靠的檢測，有很多假陽性和假陰性，因此不應該用於傳染病的確診，但販售 PCR 檢測劑也能撈大錢。

此外，疫苗生產商在臨床試驗過程中有意停止部分受試者的繼續試驗（未透露原因），也未公開原始數據，極有可能隱瞞不利結果，所以疫苗生產商公佈的疫苗的有效性是不可靠的。此外，依研究接種兩劑疫苗獲得的免疫力在大約半年內衰減至約 20%（N Engl J Med. 2021;NEJMoa2114114,N Engl J Med.2021;10.1056,N Engl J Med.2021；10.1056）。

此外，關於 2021 年 11 月末後出現並在全球迅速傳播的 Omicron 毒株，有人指出，與過去的流行毒株相比，疫苗的有效性已明顯減弱（JAMA.2022;10.1001）。有論文表明，第三次及以後的加強針可能有暫時的抑制感染的作用，但這也是相當有限和短期的。

與流感疫苗一樣，政府一直宣稱雖然接種新冠疫苗不能預防感染，但可以預防感染時的病情加重和死亡。然而，提供"接種疫苗可以預防加重、住院和死亡"證據的論文，都是分析病例對照研究的結果，存在各種偏差，完全不可靠。相反，隨機對照試驗指出沒有症狀抑制作用（JAMA.1994Dec7;272：1661-5.）。另外，上述CDC發布的報告只是一項針對住院患者的病例對照研究，研究設計存在各種偏差和問題，證據也不足。事實上，報告中說"無法證明疫苗與住院或病情加重之間存在因果關係"。

也就是說，對於新冠基因疫苗接種是否能阻止病情加重，目前還沒有定論，未來還需要進一步研究。所以說"新型冠狀病毒疫苗可以防止病情惡化，所以我們應該接種"的人是"騙子"，綜上所述，得出結論是新冠病毒基因疫苗不能有效預防感染，其抑制疾病嚴重程度的效果也不得而知。

所以生物科技基因疫苗絕不能施打！

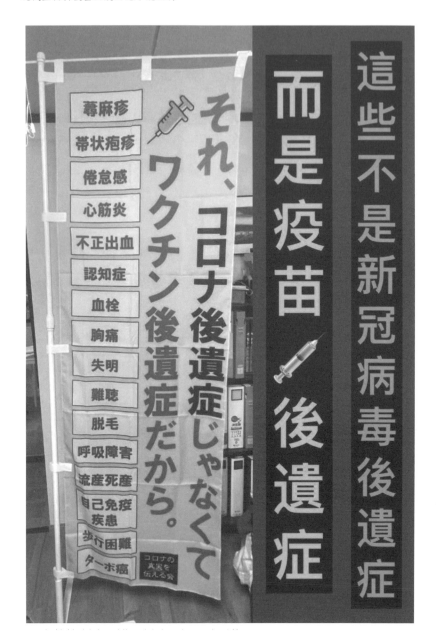

Chapter 3

基因疫苗的為害與確診後遺症

一、基因疫苗的為害

1. 基因疫苗接種後即時副作用

　　超快速研發的疫苗是緊急授權階段，其中長期安全性尚未得到證實，是基因疫苗不應該上市與不能使用的理由之一。

　　在基因疫苗的臨床試驗（2/3 期）中，即使是健康的年輕人也可能在接種疫苗後出現嚴重的副作用。例如，在一項針對 200 名 6-17 歲兒童的 AZ 腺病毒載體疫苗的臨床試驗中，由於年輕人接種疫苗後有發生血栓形成的風險（BBC News. April 6 2021, WSJ. April 6 2021）. 在 mRNA 疫苗的臨床試驗中，許多受試者（70%）報告了全身症狀，例如腹瀉、頭痛、發燒、嘔吐、疲勞和肝功能障礙（Lancet.2017;390：1511-1520）。在臨床試驗階段，由於基因疫苗而導致系統性不良事件的發生率很高。由於這也發生在年輕人身上，很明顯它不僅限於身體虛弱的人或免疫系統較弱的老年人，即即使在健康人身上也會出現嚴重的副作用）。另外，在多項臨床試驗中，與第一次接種相比，第二次接種後副作用的發生率增加。因此，假設多次加強注射也是一種增加更嚴重不良反應風險的行為。

　　不過，這些新冠基因疫苗在各國很多人已經完成了接種，但是大多數接種疫苗後的副作用和死亡實際上被駁回為"與疫苗接種的未知因果關係"這是因為醫生自己檢查接種疫苗後出現副作用的患者無法準確判斷他們是否因接種疫苗的緣故，而一旦說是"因果不明"，終究會被當成"與疫苗無關"。此外，即使在接種後出現疫苗的副作用，也只是突出顯示接種後不久（幾分鐘到幾天）發生的過敏反應、發燒和注射部位疼痛等副作用。這並不難想像一下，長期的副作用將被視為"非因果關係"也就是"不存在"。

2. 基因疫苗接種與副作用之間的因果關係

　　如前所述，很少能完全證明疫苗接種與其副作用之間的因果關係。製藥業利用這一點，有意低估接種疫苗後的副作用，遊說政府，特意宣傳疫苗的安全性和有效性（如疫苗廣告等），引導大眾接種更多疫苗。然而，有一篇論文對製藥行業（medical business）提出質疑。關於 COVID-19 信使核糖核酸（mRNA）生物製品的美國疫苗不良事件報告系統（VAERS）的報告（Sci Publ Health Pol &Law2021，2：59-80）。該論文報告稱，COVID-19 疫苗接種後的嚴重不良事件（SAE）佔所有不良事件的 26%。這是傳統疫苗的兩倍。

順便說一下，70% 的不良事件（副作用）發生在接種疫苗後 24 至 48 小時內。如果這種不良事件是偶然發生的並且與疫苗接種無關，那麼一定比例的患者在接種疫苗前後應該會出現相同的症狀。然而，在論文中的分析數據時發現，包括死亡在內的所有不良事件的發生在基因注射後幾天達到峰值，然後突然下降。死亡、住院率、急診率、心血管疾病、腦神經疾病、自身免疫性疾病、過敏性休克、流產等不良事件在基因注射後 1-2 天達到峰值，然後急劇下降，具有相同的曲線。根據這些數據，不良事件的發生只能歸因於 COVID-19 基因疫苗接種。也就是說，對於接種後的不良事件，新冠基因疫苗無限"黑"。你還想要打這種可能導致如此高的嚴重不良事件發生率的疫苗嗎？

當然，免疫系統較弱的老年人和患有糖尿病等疾病的患者有患重病的風險，但這不僅限於 COVID-19，而是適用於一般的傳染病。事實上，即使在以色列進行的一項大規模調查中，也發表了一篇論文，表明感染者（未接種疫苗）對突變體的抑制能力是接種疫苗者的 27 倍，這可能是因為疫苗接種產生的抗體只能針對一部分刺突蛋白，而自然感染會產生多種抗體，不僅針對刺突蛋白，還針對其他病毒的蛋白質位點。

此外，疫苗只產生 IgG 抗體，但在自然感染中，粘膜免疫發揮作用，還會產生大量對感染防禦很重要的 IgA 抗體。由此可以說，即使是健康的人也需要疫苗，這是一個 "離譜的論點"。

此外，病毒和細菌的自然感染會導致嚴重疾病甚至死亡，而人工產品的疫苗接種會導致嚴重的副作用，最壞的情況下也會導致死亡，兩者的內在含義完全不同。前者是任何生活在自然界的人都有可能發生的事情，而後者完全是一種醫源性疾病（因醫療引起的疾病），不接受醫療是百分百肯定的，是可以避免的。此外，疫苗通常在無症狀（健康）時接種，而不是在生病時接種。不僅要盡量避免疫苗，還要避免那些被認為會產生高嚴重副作用的疫苗，這不是很自然嗎？

3. 越打基因疫苗，感染者就越多

人口僅為 98,000 的印度洋國家塞席爾在接種 Covid-19 基因疫苗後提前進入封鎖狀態，導致 Covid-19 感染率急劇上升。新冠疫苗增加了新冠感染的發病率，而不是減少了？這是怎麼回事？

事實上，這種現象在 2021 年在積極開展疫苗接種的國家，如美國、直布羅陀、以色列、智利和印度，已經發現感染和死亡人數急劇增加，甚至在疫苗接種後在疫苗接種率高的以色列，輝瑞公司的抗突變菌株（B.1.1.7）的實際功效已有報告（在 BNT162b2 mRNA 疫苗接種個體中關注的 SARS-CoV-2 變體突破率增加的證據。medRxiv 預印本 doi：https：//doi.org/10.1101/2021.04.06.21254882；）。結果顯示，接種兩劑疫苗後感染南非確診變異株（B.1.351）的概率高於未接種疫苗的正常新冠病毒（野生株）。接種過疫苗的人感染英國確認的變異株（B.1.1.7）的機率高於未接種疫苗的人，在美國，已經報導了兩劑 Pfizer 或 Moderna 的新冠狀病毒基因疫苗後更易感染新冠狀病毒變異株（Vaccine Breakthrough Infections with SARS-CoV-2 Variants. N Engl J Med. 2021 Apr 21. doi：10.1056/NEJ Moa2105000）。

事實上，繼 Delta 和 Omicron 毒株之後，很明顯突變將成為未來新冠病毒感染的主流。

4. 基因疫苗的為害 - 抗體依賴性自身免疫反應

迄今為止，疫苗都是使用滅活的病毒體和部分病毒蛋白作為抗原， 這是一種理論上的機制，即通過接種疫苗產生針對病毒抗原的抗體，而當實際感染病毒時，該抗體可以防止感染。但是，就新冠肺炎病毒基因疫苗而言，實際上是將新冠病毒的刺突蛋白基因（DNA 或 RNA）注射到體內，並在已導入該基因的細胞中產生刺突蛋白。然後，接種基因疫苗的人的細胞開始在細胞表面表現刺突蛋白，針對刺突蛋白產生的抗體也與表現刺突蛋白的細胞結合，引起免疫反應，而細胞本身可能被摧毀。這可以稱為由基因疫苗引起的自身免疫反應，稱為 "抗體依賴性自身免疫反應（即自我攻擊）" 。

根據開發 mRNA 疫苗的輝瑞公司內部文件，已知肌肉注射的 mRNA 疫苗的脂質奈米粒不僅可以輸送到肌肉，還可以輸送到全身。最大的積累部位是肝臟、脾臟、卵巢和腎上腺。肝臟和脾臟是解毒、處理舊細胞和蛋白質的重要器官，也是處理垃圾的免疫反應所必需的，它的免疫系統和排毒系統可能會因此崩潰。另外，由於卵巢是生殖系統中產生卵子的重要器官，如果卵巢受到攻擊，可能無法生育。腎上腺是產生性激素必不可少的重要器官，當腎上腺成為攻擊目標時，免疫反應一直處於開啟狀態，炎症被過度促進，重要器官和組織的能量耗盡，會出現疲勞和精神症狀。此外，血壓無法維持而變得不穩定，生殖功能可能下降。當然，不僅是這些器官，基因疫苗接種而進入體內的脂質奈米顆粒，也會循環運輸到所有其他器官和組織，如血管內皮、神經、肺、心臟和大腦。此外，任何所有表現刺突蛋白的器官和組織都可能成為免疫攻擊的目標，最後引發各種人為的"自身免疫性疾病"，導致免疫力下降。

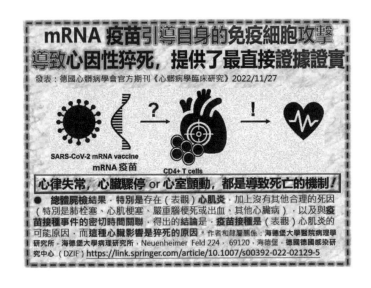

5. 基因疫苗的為害 - 無法分解的 mRNA

這次的基因疫苗中，輝瑞和 Moderna 的疫苗都是 mRNA 疫苗，mRNA 作為製造蛋白質的藍圖發揮作用，生成與 mRNA 的鹼基序列對應的蛋白質。新冠 mRNA 疫苗對新冠病毒的 mRNA 密碼子的鹼基序列進行了人工改造，目的在大幅提高蛋白質生成效率，另外，RNA 本身是一種非常不穩定的物質，在體內會很快被酵素分解。但是，在新冠 mRNA 疫苗中，mRNA 的結構遭改造，分子的穩定性得以提高，這是 mRNA 疫苗高效產生抗體的必要措施，但問題是刺突蛋白本身是有毒的，透過這種疫苗接種產生的刺突蛋白與新型冠狀病毒的刺突蛋白具有相同的氨基酸序列，如果將 mRNA 疫苗設計為刺突蛋白生成效率提高 10 倍，穩定性提高 10 倍，那麼疫苗接種產生的刺突蛋白可能比在自然冠狀病毒感染中產生的刺突蛋白多 100 倍，這與刺突蛋白的毒性高 100 倍是同義的。

疫苗中 mRNA 進入細胞之後「分解」的過程，尚無清楚的研究結果，也就是在細胞內複製的時間會有多長，何時會被分解並無法研判，而以 DNA 模板生產 mRNA 時，也會不斷產生一些片段雜質，這些東西會不會表一些想要的蛋白片段，或是產生一些預期之外，對人體不利的怪異蛋白（aberrant protein），都必須經過嚴密研究檢測，所以 mRNA 生產過程中就是容易有雜質，加上 mRNA 本身的不穩定性，生產過程就是一大挑戰，除了 mRNA 雜質如何排除的問題外，快速進入細胞後集中存留多久，轉譯成蛋白質速度多快，還不清楚；在體內不同器官的分布為何，也沒有明確的研究；mRNA 對不同器官的危害性更無研究，一無所知。

6. 基因疫苗的為害 - 刺突蛋白的毒性

白喉毒素是一種酶類毒素，毒性極強，人類的致死劑量為 0.1 微克／千克。當使用這種劇毒的白喉毒素作為疫苗時，已努力消除其酶活性。1971 年，哈佛大學的 Tsuyoshi Uchida 博士創造了一種白喉毒素的變種，並將其命名為 "CRM（Cross-Reacting Materials）"。CRM197 是一種白喉毒素突變體，通過白喉毒素氨基酸序列中的單個氨基酸取代而完全變得無害。以這種方式，眾所周知，即使是氨基酸序列的輕微替換也會使蛋白質失活，並且以這種方式創建的突變體經常用於細胞生物學和分子生物學實驗。

對於目前的冠狀病毒感染，刺突蛋白的毒性是眾所周知的，刺突蛋白的刺突出細胞表面會引起血栓形成，刺突蛋白的部分序列會阻礙血液流動和循環。有人提出，朊病毒 - 樣基序可能與朊病毒病有關。

最重要的是，刺突蛋白通過與血管收縮素轉化酶 2（Angiotensin-converting enzyme 2，ACE2）結合而損害 ACE2 表完細胞，包括血管內皮細胞。因此，就像上面提到的白喉毒素的例子一樣，很可能只需在該刺突蛋白的 ACE2 結合位點引入氨基酸突變，即可消除刺突蛋白的大部分毒性。

然而，簡單地插入突變並不能解決問題，突變可能會導致意想不到的結果。換句話說，需使用一個在各個位點發生氨基酸突變的刺突蛋白，再反覆進行細胞實驗和動物實驗來評估其作為疫苗的功能，評估其毒性以及抗體依賴增強作用（antibody-dependent enhancement，ADE，）ADE 又稱抗體依賴增強感染效應、抗體依賴性增強，是指一些次優的抗體（一般為可結合病毒的非中和抗體）與病毒結合後，不僅不能防止病毒侵入人體細胞，反而會增強病毒感染免疫細胞、促進病毒在體內的複製，惡化疾病的嚴重度或誘發更嚴重的額外病症。

目前技術可以輕鬆完成基因疫苗本身包含的刺突蛋白基因的修飾，如果刺突蛋白僅用作抗原其毒性功能就沒有必要了。首先，體內產生的針對刺突蛋白的抗體只能識別刺突蛋白 5 到 10 個氨基酸序列的一小部分，整個蛋白質中幾個氨基酸的取代或突變可能會導致其毒性功能的喪失，但不會導致產生有效中和抗體所需的抗原性。

因此，應該考慮如何在保持抗原性不變的情況下去除毒性。但是，對於新型冠狀病毒基因疫苗並沒有採取任何措施來消除這種毒性，不免讓人懷疑其中存在某種惡意。不得不說，像這次這種打著緊急授權之名短時間內研發出來的疫苗故意忽略了上述安全性確認。

7. 基因疫苗的為害 - 免疫抑制及未知的中長期影響

2021 年德國一項研究報告稱，輝瑞公司的新型冠狀病毒基因疫苗可能對病毒具有免疫抑制作用（immunosuppression）（medRxiv，2021.doi：https：//doi.org/10.1101）。據稱，接受輝瑞基因疫苗的人的白血球處理新冠病毒的能力下降（白血球細胞反應性降低）。這表示基因疫苗接種會降低接種者的免疫力（即處理垃圾能力），換句話說，即使新冠病毒基因片段侵入，也可能無法對其進行處理，長期會造成慢性炎症。不僅如此，更發現若受其他病毒和細菌內毒素入侵，白血球反應性變低。

表示即使當其他病毒（實際上是基因片段）或內毒素等炎症物質進入人體後，白血球無法及時處理掉也會導致長期的慢性炎症。另一方面，單獨的念珠菌（candida）卻會導致過度的白血球反應，即念珠菌在急性期感染會引起過度炎症）。所以在處理和清理體內垃圾的免疫系統中担任核心作用的白血球的功能被新型冠狀病毒基因疫苗破壞了。從基因疫苗的設計來看，這些影響預計會延續到中長期，可能會一直受到這種感染風險或慢性炎症風險的折磨。事實上，當新冠病毒的基因（RNA）接觸到細胞後，該基因被一種叫做 LINE-1 的反轉錄轉座子（Retrotransposon）反轉錄，並以各種形式摻入人體細胞的基因 DNA 中，從而產生嵌合基因（chimeric gene）。（Proc Natl Acad Sci USA.2021;118：e2105968118）。也就是説，新冠基因疫苗所使用的新冠病毒的刺突蛋白基因，不僅會在我們的細胞中長期產生刺突蛋白，還會隨機整合到人類基因（DNA）序列本身中。因此，刺突蛋白和未知的嵌合基因可能會在體內產生大量無法理解的蛋白質。可以説，如果中長期繼續大量生產疫苗，對疫苗接種者會產生怎樣的影響，完全是一個未知數。此外，即使是新冠病毒片段的刺突蛋白也與 ACE2 結合，持續刺激我們體內 "腎素－血管緊張素－醛固酮系統（renin-angiotensin-aldosteronesystem, RAAS）" 的應激反應，引起慢性炎症。依最近的研究，刺突蛋白本身透過其他機制具有多種致病特性，並可能引起纖維化。此外，刺突蛋白和未知蛋白如果在基因疫苗接種者體內大量產生針對它們的抗體，抗體本身也會在體內變成廢物，導致神經病變和腎功能衰竭，可能會導致疾病，視網膜病變、皮炎、血栓形成、其他過敏反應和自身免疫性疾病（Blood. ReV.2016;30：223-31,Br J Haematol.2003;121：749-757,Blood.2020;2020006045）。

事實上，眾所周知，體內大量產生的抗體會導致多發性骨髓瘤和其他血液系統惡性腫瘤、多發性澱粉樣變性和單克隆免疫球蛋白病（Monoclonal gammopathy of undetermined significance，MGUS）等病理和疾病。接種新冠基因疫苗的結果，大量產生的刺突蛋白和抗體蛋白的雙重因素，有可能形成各種病理狀態。為此，未來因接種新冠基因疫苗而患病的人數可能會越來越多。

雪丁（shedding，微粒脫落）刺突蛋白從體液，呼吸，皮膚接觸，糞便散播到環境，傳播給未打疫苗的人的現象被稱為 shedding，但正確的說法是伝傳送（transmitting）。

由於接種 COVID-19 基因疫苗的人數迅速增加，許多患者到醫院抱怨歸因於接種 COVID-19 基因疫苗的症狀。但似乎有許多未接種疫苗的育齡婦女出現與月經週期相關的奇怪症狀，例如月經前後不規則出血、經痛和頭痛，每個人都指出，"與剛接種疫苗的人有過密切接觸（幾天到一個月）"但這不只是一兩個案例。此外，身體的各個部位突然出現蕁麻疹和皮疹，生平第一次出現帶狀皰疹，慢性頭痛突然加重。除了症狀全身不適症狀外，也有不明原因發熱、心悸、氣短、頭暈、耳鳴、關節痛、流鼻血等。原因與外泌體（細胞外囊泡）參與的可能性最大。

外泌體（exosome）是一種細胞外囊泡（Extracellular Vesicles：EVs），由所有物種的細胞分泌，直徑為 30-200nm。在 1980 年代首次被確定為細胞外分泌機制之

一（RM Johnstone et al.1987）。目前已證明影響一切
生命活動和生理現象。此外，由於其大小和高生物相容
性，可以通過血腦屏障，各種臨床應用正在積極研究中
（Y Zhang 等人 2019，E J Bunggulawa 等人 2018，S
Gurung 等人 2021）許多關於外泌體的非常有趣的論文
已經發表。例如，從細菌和真菌釋放的外泌體含有來自
細菌和真菌的基因（DNA 或 RNA）。（B L Deatherage
et al.2012,L Brown et al.2015），據報導，它們的基因
DNA 被周圍的細菌吸收並改變了功能（**A E Sjöström.
Yang et al.2018**）。直到現在，科學家普遍認為基因傳
遞給後代是一種自然現象（垂直遺傳），但這種水平基
因傳遞（水平遺傳）實際上也是另一種現象。

由遺傳學觀點認為該機制也應研究清楚。此外，還
有一篇論文提出，食物中含有基因和蛋白質的外泌體可
能從小腸粘膜被攝取並循環到全身，食物中的基因成為
我們細胞基因的一部分。也有報導指出，這種食物中的
基因也被轉移到腸道細菌中，這些腸道細菌釋放的外泌
體在人體內循環，並被各種細胞吸收。（EJ Jones et al.
2020）。

此外，據報導，疾病特異性基因如小分子核糖核酸（microRNA，miRNA，又稱微 RNA）也以外泌體的形式排出到我們的呼吸中（A Sinha et al. 2013,F C Mendes et al.2019），這些是受體。有可能被各種細胞吸收。

事實上病毒 RNA 在接種 mRNA 疫苗的人體內循環，同時也可排泄到體外，而且排泄至少持續兩週，這就是為什麼開發這種 COVID-19mRNA 疫苗的輝瑞公司的臨床試驗方案也指出基因疫苗接種者應該小心（https：//cdn.pfizer.com/pfizercom/202011/C4591001_Clinical_Protocol_Nov2020.pdf）。

含有病毒 RNA 和蛋白質的外泌體實際上在感染 SARS-CoV-2 的個體體內循環並影響其病理學（E Barberis 等人，2021 年），還報導基因與細胞內的宿主基因（L Zhang et al.2021）。從這些事實來看，病毒 RNA 在 COVID-19mRNA 疫苗接種者體內摻入宿主基因，形成嵌合基因，以外泌體的形式循環，排泄到體外和環境中，分佈到其他人，很有可能會傳播開來。當然，目前還不知道這種 "外泌體" 的傳播會對被繁殖的人群產生怎樣的影響。

9. 基因疫苗的為害 - 石墨烯及其他未知成分

關於雪丁有國外博士做研究,一直已來以為脫落的是刺突蛋白,但文章有研究指出認為脫落的是石墨烯的碎片。(https://www.facebook.com/100744549225542/posts/126843416615655/)

石墨烯(graphene)是具有由碳原子及其鍵組成的蜂窩狀六方晶格結構。這個名字來自石墨(Graphite),石墨本身由許多堆疊的石墨烯片組成,石墨烯目前是世上最薄卻也是最堅硬的奈米材料,幾乎是完全透明的,導電性與導熱性極佳、密度極高,是應用在半導體晶片上的絕佳材料,氧化石墨烯,石墨烯的衍生化合物,被認為可以應用在癌症的治療上。

Philippe van Welbergen 博士針對打過基因疫苗實驗針及未打實驗針做的血液樣本發表的研究報告:石墨烯正在從接種疫苗的人傳播到未接種疫苗的人;破壞紅細胞並導致血栓,在最新的一組從 "接種疫苗" 和未接種疫苗的人身上採集的血液樣本中,Philippe van Welbergen 博士證明,被注射到人體內的石墨烯正在組織並生長成更大的纖維和結構,獲得磁性或電荷和纖維顯示出帶有條紋的更複雜結構的跡象。他還證明，石墨烯的"碎片"正在從"接種疫苗"傳播到"未接種疫苗者"身上，破壞他們的紅細胞並導致未接種疫苗者出現血栓。

新冠基因疫苗除了插入基因片段的影響外，還加入了奈米粒子和未知成分，需要考慮這些的中長期影響。這些化合物在人體內共同作用，導致長期慢性炎症，並可能導致不可預測的健康危害。如日本東京理科大學教授村上隆（Murakami）有一個驚人的發現。輝瑞公司的疫苗含有 SV40 序列，SV40 是猿猴空泡病毒 40（Simian vacuolating virus 40）或猿猴病毒 40（Simian virus 40），該序列被稱為癌症病毒的啟動子，SV40 序列對於產生 mRNA 疫苗是完全不必要的。單這一點就會讓人產生不應該使用新冠病毒基因疫苗的，但如果能理解"疫苗"的設計本身是一種人造物體。這種疫苗不應該被稱為"疫苗"，而應該被稱為"生化武器"，其製造原料可能與毒蛇有關。

二、新冠肺炎確診後遺症

　　新冠肺炎確診的後遺症包括全身不適、呼吸困難、情緒低落、思維和注意力下降、腹瀉、記憶障礙、睡眠障礙、喉嚨痛、咳嗽和痰多、味覺和嗅覺受損、脫髮和關節痛、胸部發病後持續 4 週以上的疼痛、肌肉痛、眼乾、口乾、頭暈、結膜充血、頭痛、食慾不振等症狀。

　　後遺症可能持續數週，也可能持續數月至幾年。全身不適、遲鈍及疲倦以 40% 的高比率出現。此外，還有一種叫做"腦霧"的狀態，是"頭部蒙上一層霧氣（迷霧）的狀態"，可能會導致注意力下降，記憶力減退。

　　眾所周知，因嚴重感染或吸煙、肥胖、糖尿病等併發症需要在重症監護室接受治療的重症患者更容易出現腦霧等神經系統症狀。呼吸急促也是高比後遺症的症狀，佔 36%。

　　眾所周知，冠狀病毒感染不僅會引起肺炎，還會引起心肌梗塞、心力衰竭、心律失常、腦梗塞等血管病變。因冠狀病毒感染心力衰竭等引起的呼吸急促和因肺炎導致的肺功能惡化引起的呼吸急促被認為是原因。

還有嗅覺障礙後遺症，但取決於流行的冠狀病毒類型，但約有 24% 的人患有嗅覺障礙，大多數嗅覺障礙會在大約一周內改善，但是，在某些情況下，症狀可能會持新型冠狀病毒對精神方面的影響非常大，新冠病毒帶來的壓力和對未知病毒的恐懼帶來的焦慮後遺症是一大問題，約有 22% 的患者出現焦慮、睡眠障礙等精神症狀，是新冠病毒感染的後遺症。

當肺炎由冠狀病毒感染引起時，受損部位的肺功能下降，引起咳嗽和呼吸急促，即使沒有發生肺炎，肺功能檢查也沒有異常，約有 17% 的人可能會長時間持續咳嗽。

冠狀病毒感染後，約有 16% 的人會出現味覺障礙，其特點是難以感覺到味道，沒有味道，有奇怪的味道。此外，從男女比例來看，女性的後遺症症狀往往持續時間更長。

目前認為新型冠狀病毒的後遺症是由以下原因引起的：

1. 感染新型冠狀病毒時出現的症狀仍在繼續。

2. 感染會導致肺部或心臟受損（尤其是在 Covid-19 嚴重的情況下）。

3. 感染新型冠狀病毒後的疲勞綜合症，是以自主神經病變為特徵的肌痛性腦脊髓炎／慢性疲勞綜合症相似的症狀。睡眠障礙、癡呆樣症狀、判斷力（包括思維能力）下降。

4. 重症監護後綜合症：重症患者從重症監護室恢復後出現的肢體殘疾、認知障礙、精神障礙等症狀。

5. 新冠後遺症的病理學有很多未知數，目前還沒有建立可靠的治療方法。

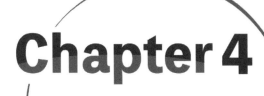

Chapter 4

藥廠大陰謀
非法手段行銷藥物及疫苗

一、慢性病用藥之濫用

1. 藥物目的在賺錢、害人不是救人

美國人每年在處方藥上花費大量的 2000 億美元，藥廠聲稱為研發資金提供資金和開發的資金是必不可少的：事實是，製藥公司將其大部分資源匯集到易獲利益產品的營銷中。同時，隨著利潤的飆升，這些公司更進一步利用自己的財富和權力來推動他們要的議程通過國會，FDA 和學術醫療中心。藥廠通常依靠在公共資助的機構進行基礎研究皮臨床試驗，以使其產品看起來更具學術性比。而目利用律師團來延長政府授予的獨家營銷權，美國人每天都受到製藥業的大量廣告的影響。

藥廠研發與特定藥物的推銷混合在一起，在大型製藥公司的預算中研發所佔比例相對較小，與它們在營銷和管理方面的巨額支出相比相形見絀，甚至比利潤還小。事實上，三十多年來，這個行業年復一年地成為美國最賺錢的行業。製藥公司正在收買醫學專家來影響國家健康指南，以讓更多人使用藥物。

醫師開出了不必要的藥物，三十年前，人們認為總膽固醇標準為 280mg/dl 是"正常的"。然而，幾十年的臨床研究，花費了數十億美元的研究表明，將膽固醇降低到 200mg/dl 以下，確實可以減少心臟病發作和中風嗎？那就是醫學的行銷技倆。

六個重點：

（1）醫院的年度身體檢查是一個陷阱。

（2）醫院是患者的險地和死亡所。

（3）大多數外科手術給患者的傷害遠大於益處。

（4）所謂疾病化驗或檢驗，檢驗的體系和過程不合理，即使是最好的科學儀器，也是錯誤百出，完全不可信任。

（5）絕大多數的化學藥物不但沒有治療的真實效果，反而是致病、加重病情。

（6）X 光的檢驗是診斷程序的重點和特色，「一張照片勝過千言萬語」，不但輻射線對人十分危險，而且檢驗結果錯誤頻出。因為解讀 X 光照片的是人，是人就會受偏見、情緒的影響而導致錯誤的判斷。即使是同一專家，在十年後再次解讀同一張照片，就有 75％的偏差。

目前對抗療法醫學是專以化學和器械檢驗、化學藥物治療、或外科手術治療為本的西方醫學，一再自我強調是「科學的」，但其實「很不科學，不過是披著科學外衣的迷信」，整個對抗療法醫學的體系是一個充滿迷信的大邪教。

大製藥公司是他們的上帝，醫院或診所是他們的大小教堂，賺錢是他們的教義，醫生是穿著白色道袍的神輔教士，實際上是大藥廠的次級推銷員，患者是他們的致富或爬上高梯的試驗品和墊腳石。

大藥廠規定甚麼病開甚麼藥，醫生們如敢違背，立刻解職、處罰，永世不得翻身，比藥廠的直接推銷員還低一個等次，他們至高無上的法寶是化學藥物！

一種藥品的開發，必須從老鼠身上開始實驗程序，一直到批准上市，要耗資百萬美元以上（其中賄賂當道的錢不算在內），費時十數年實驗。

最後顯示這個藥品是經過千錘百煉，對治療疾病必然是百發百中的，稱之為「科學的成品」。

可是新藥問世不到幾個月，常出現各式各樣的毛病，不但治不了病，副作用簡直駭人聽聞。

勉強撐不到幾年，這個千呼萬喚出來的「聖品」可能就被淘汰了。

在藥物不斷更迭「創新」中，讓人感到醫學「昌盛、先進」的假面貌，其實絕大多數的藥品都是帶著劇毒的廢物。整個「製藥」過程，是藥廠故意設計成「難上加難」、「非常科學」、「偉大發明」的假象，是在上演一齣科學魔術的鬧劇，以矇蔽人民群眾的耳目。

更可惡的是，大藥廠專門豢養了一批所謂的專家，專門替他們合成新的病毒或細菌，製造新的惡性疾病，配合著政治的需要，去要散佈的地方散佈，然後再向他們兜售疫苗、解藥。兩頭通吃，雙重牟利。

千萬不可迷信專家們在「傳教」時所說的疫苗的功效，因為疫苗中又埋伏下了另一種病毒或細菌，患者會自動感染、傳播，然後再買他們更多的藥品和疫苗。這都是「科學專家」們早已研製好的「圈套和配套」！

　　醫院成為合法的傷人或殺人的場所。和一般屠宰場不同的是：被傷害的人必須傾家蕩產，付出極其昂貴的價錢，去乞求被他們宰殺！但如果你是窮人，付不起醫藥費，即使磕破頭求他們，他們也不屑浪費寶貴時間來宰殺你，除非他們看中了你的臟器。

　　化學藥品是大藥廠背後的世界最大富豪們的搖錢樹（可與石油比富）。整個醫療系統和政治、法律掛鉤，若有病患不願接受他們的「治療」，法院就立即介入，強制執行。

　　譬如派醋甲酯（Methylphenidate），商品名為利他能（Ritalin），是一種中樞神經系統興奮劑，其結構和藥理與安非他命、古柯鹼相似，能改善使用者的情緒和專注力，被應用於注意力不足過動症（ADHD）、嗜睡症、躁鬱症和憂鬱症的治療，可以幫助學童品行好、學習好。

　　只要美國有關當局認定哪一學童要服此藥，學童必須服用，如不服用就不准上學，如果家長出面交涉，家長就會被起訴、判刑、罰款和坐牢。60％的美國學童都服用此藥。

利他能正面的效果看不大出來，而它的副作用太大了：不是學童產生抑鬱、頹廢，嚴重的自殺；就是性情變得十分火爆，進而刺傷自己，殺死父母、祖父母、同學、老師和校長，因此，許多家庭環境許可的，令子女退出這個教育體制，改上「私塾」。

因服用化學藥品而致殘、致死的美國人，每年至少150萬人，這是國家公佈的數字。可見西醫這個「邪教」組織嚴密，勢力很大，財力無窮。

這套制度不僅危害美國本國的無數國民，同時也是對外的戰略武器，威逼利誘別國在醫療制度上必須與它接軌。富豪大老常公開說：「這比正式掠奪人家的政權更實際，更權威，更沒有風險。」

因此，當「富豪」要征服一個地方，就去該地「行慈善」、「做好事」，去「捐贈藥品、疫苗」，辦一所或多所「醫院」！

人民有權選擇對自己最合適及最有利的治療方針與方法。人民有權利在各種現有的醫學中，選擇一種或多種的治療方法，譬如，美國除了對抗療法外，還有多種醫學，如：順勢療法（HOMEOPATHY）、自然療法（NATURALPATHY）、脊椎關節療法（CHIROPRACTIC）、民間療法（FOKSREMEDY）、西方傳統草藥療法（HERBALREMEDY）等，這些醫學和對抗療法的醫學應該平等，任人選擇。

不該以政治權力獨尊對抗療法，任由它獨霸壟斷，把其他一切醫學療法一概定為非法，對待使用其他醫學的治療者，不許保險公司付費，警察可以隨意取締逮捕。

對抗治療的原理原則太過人工化，離天然或自然越來越遠。譬如，太過依賴化學的「抗生素」，本來要靠它抵制細菌，制止發炎的，但由於殺伐太過，那些先於人類就在地球上生存的細菌是活的，可以因應變化，迅速即能化學藥品產生適應力，並且使化學藥品力量減弱失效。

對抗療法不但達不到殺病原體的目的，由於毒性的副作用，反而殺死患者自身的免疫細胞，致使細菌發炎比以前更厲害，產生更多斬不斷的炎症，甚至於最後的癌變。

過度人工化、公式化、殭化，必將毀滅別人也毀滅自己，因此，「回歸自然」是所必需，必能優於不顧一切地往「對抗」的牛角尖裡鑽。

芬蘭曾作過試驗，針對 1,200 名看起來身體健康，但患有各種與生活方式有關的疾病的中年男性進行的臨床試驗。具體來說，就是將患有高血壓、高血脂、高甘油三酯、高血糖、肥胖等七種因素中的任何一種的人，分成兩組。改變他們的飲食和運動等生活方式，如果測試值不下降就開藥，他們持續了五年，然後讓他們在接下來的十年裡自由自在地生活。在比較 15 年期間的總死亡人數時，曾吃藥組的死亡人數增加了 46%。結果於1991 年發表在《美國醫學會雜誌》上。

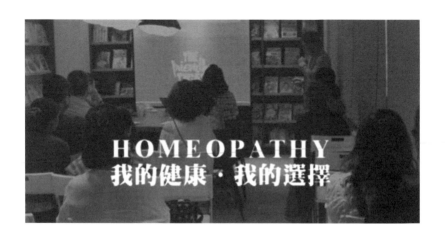

2. 高血壓藥物的濫用

許多人在被西醫宣佈有高血壓時，當場血壓就更高了，也不管如何，立刻開始服用降血壓藥，因為西醫告訴他不吃就會中風，從此病人惡夢就開始了，這類人只迷信西醫是對的，完全不懂西醫學真相，就去盲從醫師的指示，只要稍微深入思考，告訴有高血壓的醫師，有沒有同時告知為甚有高血壓？是甚麼原因造成高血壓？

如果沒有告訴原因，或者也不知道為何有高血壓，那就是說，相信一位根本不知道到底怎麼回事的醫師的話，就開始一直吃他的藥，不是笨蛋是甚麼，不是迷信是甚麼。

幾乎所有降血壓的藥都是利尿劑，會讓腎功能下降，而中醫認為腎主骨，其華在發，開竅在耳，司記憶，主先天（壽命多長），這就是現在人們會得到骨質疏鬆症，老人癡呆症，掉頭髮，聽力減退，壽命變短的原因，性功能也同時下降。

況且因為西藥都是屬酸性，而酸性會破壞血管壁組織，容易造成血管破裂，也就是說，服用高血壓藥物的病患者將更容易得到中風與心臟病，不吃的病患反而不會得到這類疾病。

血壓根本是沒有標準的，每天都不一樣，隨著心情而起伏不定，也隨著運動多少而不一定，西醫的標準根本是藥廠自己定出來的，為了想賣藥賺錢，因此訂出標準，有病名才有名目去賣藥，還裝著很慈善的說是為了預防你得到中風與心臟病而賣給你的，世界上有很多人一直吃降血壓藥，結果還是中風了，真正如果有效的話，根本沒人中風了。

以往血壓 140mmHg 標準時，每年仍有數萬人因降壓藥的副作用而死於腦梗塞和跌倒，現在目標降到了 120mmHg，就更可怕了！奇怪的是，只要玩弄數字，大家就會興高采烈地加入高血壓患者的行列，並繼續服用降壓藥直至死亡，讓醫院和製藥公司獲利。

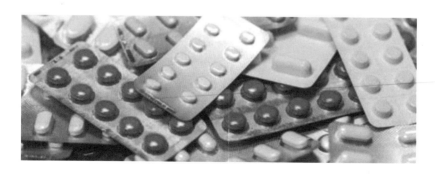

3. 血糖藥物的濫用

血糖過高的病人 －醫師告訴你血糖過高，要你立刻開始服用降血糖的藥物，然後告訴你不控制血糖的話，易導致心臟病，嚴重時會得青光眼，嚇死人是西醫師在醫學院受教育時一直被灌輸在腦中的直覺反應，這些被西藥廠洗腦的醫師不知不覺中就成為西藥的強力推銷員而不自知。

中醫認為治糖尿病就必須先加強腎臟功能，高血糖必須先擊潰腎臟之後，然後才會對心臟造成威脅，而所有的西藥都傷害腎臟，因此服用降血糖的藥越多就越容易得到心臟病。

肝開竅在眼睛，中醫認為只要肝臟好就不會有眼疾，根本與高血糖無關，由於服用西藥或注射胰島素會造成肝臟的損壞，因此才會得到青光眼。糖尿病患都有按照西醫指示服藥多年的歷史，其結果都有心臟問題、也都有眼睛問題。美國人由於太瞭解西藥的後遺症，對西藥是恨之入骨，現在中醫逐漸成為美國醫學主流，他們一有選擇後幾乎一面的倒向中醫，想盡辦法斷絕西藥，再難喝的中藥都接受。

再者，降血糖的藥根本就是騙局一場。拿兩個同樣大小的杯子，一個放滿水一個放半杯水，然後同時加等量的糖入內，結果是半杯水的會較甜，對不？

　　那現在想要兩杯水甜度一樣，請問你是選擇把半杯水的杯子加滿水呢？還是選擇發明降糖的藥來降低血糖呢？

　　按照物質不滅定律，使用降血糖藥之後以為血糖下降了，錯了！血糖根本沒有消失，多餘的血糖就開始屯積在腳部，就好像糖積在杯底一樣，其結果就是雙足潰爛，就等著截肢吧！血糖過多不是要降血糖而是增加血液中水量才對。

　　前台灣總統蔣經國先生就是受害者，如果知道此案例，但是卻沒有學到教訓，還是依樣的重導覆轍，只能說被藥廠及醫生害了。

　　還有服用中藥的病人要知道：當藥力在清除雙足累積多年的舊血糖時，會有短時期的高血糖現象出現，這是很正常的。

　　所以應該每天多運動直到出汗為止。不要吃白米或麵食類及根莖類的蔬菜，多喝茶多吃葉菜類及糙米，加上多運動來自然的燃燒多餘糖份。如果因為血糖高而回去打胰島素就前功盡棄了。

　　至於高血糖會持續多久，就要看你使用多少年的藥物控制，吃藥越多自然越多的糖累積在雙腳內，而這些舊糖多年以來從未排出過體外，在吃中藥之後會回流到身上，就會需要比較常的時間來消化它，每個人都不一樣的。

　　如果有人認為是中藥造成血糖高的原因，很簡單，只要把同樣的藥給周圍的人服用，看看血糖是否會高，就知道了。中藥幾乎都是純鹼性，在純鹼性的環境裡是沒有細菌與病毒的，根本沒有任何中藥會讓血糖上升的。

4. 降膽固醇藥物的不當使用

膽固醇過高的人 西醫會告訴你要服用立普妥（Lipitor）或 Zocor（辛伐他汀 Simvastatin 的商品名）來降低，接著以引發心臟病來嚇唬，愚昧的人就被嚇到了，立刻就開始遵照醫師指示服用，從此另一個惡夢又開始了。

Lipitor 與 Zocor 會造成短期記憶喪失，又損傷肝臟及腎臟，非常多的副作用，這又是一大騙局。

由於任何西藥都具有酸性的本質，因此會造成胰臟癌的機會大增。

如果停止吃零食三星期，膽固醇就降到 200mg/dl 以下，根本連中藥都不必使用，這類只是由於好吃零食造成的問題，卻被西醫強化成高膽固醇會造成心臟病的嚇人言詞，被嚇倒的人根本忘掉要問醫師到底膽固醇由何而來的？關於膽固醇這是最爛的西醫研究之一，西方醫學是強立名目，界定病理名詞，才有名目運用假慈悲來賣藥賺錢的一種商業行為！

　　三酸甘油脂過高的人 － 是因為吃油炸食物過多及過胖造成的，只要停止吃油炸食物及減肥就可以了。然而西醫卻小題大做，又找到理由來奴役病人，威脅病人如果不吃控制藥物就會發心臟病，於是病人又增加了藥物，許多人還因此給嚇出心臟病來。

　　其實只要吃清肝的中藥三酸甘油脂就下降了，因為肝是心之母，一旦肝臟代謝毒素功能下降，自然有不乾淨的血進入心臟，對心臟造成威脅，進而引發心臟病。

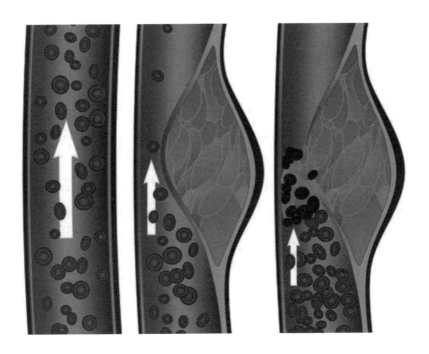

5. 營養藥物的濫用

吃西方多種滋補營養藥物的人，這類人是最無知而且愚昧的人。所有西方的營養學之研發，主要目的是要讓大家購買，才有錢賺，因為美國沒有文化，以工作效率為第一，一切講究快速，因此很少人自己每天煮飯，也不去研究如何煮好吃的食物，所有的速食應運而生。

當然此類食物缺乏很多應該有的營養，於是營養補充劑就開始發展起來，實際上這些宣稱營養成分很高的藥不但對身體完全無助，反而會去餵食癌細胞、細菌、病毒，使病情更加嚴重，使美國人過胖、掉髮、皮膚乾燥。

以鈣片為例，從未有任何證據顯示鈣片可以幫助增強人體骨骼，反而是吃多鈣片會使骨骼更脆弱，更容易造成骨質疏鬆症，而且副作用是造成腎結石。

而維生素Ｃ片服用它的目的是想皮膚美白，但是結果是多服維他命Ｃ片會促使乳癌細胞的成長，這種情況不勝枚舉。

多食用天然食物、有機蔬果絕對是正確的，要美白多喝自然的橘子汁最好。中國人花了五千年以上的時間來研究飲食，到目前為止根本已經是習慣成自然，自然的營養均衡來自祖父母的傳承，完全不需要再依賴外來的錯誤知識。

現今的中國人誤把科技當科學，一味的崇西洋，只要是美國人說的都是對的。殊不知，美國人才是真需要來向中國人請教，學習如何煮中國食物。

6. 阿斯匹林的迷與惑

服用阿斯匹林的人　認為每天一片阿斯匹林可以預防心臟病，這是完全錯誤的。2004 年的醫學研究報告 America Medical Association 指出沒有任何證據顯示每天一片阿斯匹林可以預防心臟病，反而有許多證據顯示每天一片阿斯匹林，會有超過 85% 的機會得到胰臟癌，因為它是一種強酸劑，酸性對人體破壞最大，鹼性體質最好，不但長壽而且完全沒有病痛，要成為鹼性體質非常簡單，少喝咖啡、不吃甜食，拒絕冰淇淋、可樂，完全斷絕糖果餅乾類的零食，多喝茶、多吃自然有機蔬果一段時間之後體質就改變了。

7. 胃食道逆流的問題

　　胃酸過胃食道逆流現象到底胃酸因何而來？這根本是自己製造出來的，只要多吃甜食、多喝咖啡、多吃冰淇淋、多喝可樂，一下子胃酸就多起來了。由於現在市面上都是使用人工代糖來製作甜食，而人工代糖的顆粒極小，會如同維生素片一樣的餵食細菌及濾過性病毒，它們吃了之後就排出酸性的糞便，這就是胃酸的來源，告知這原因就沒問題了。反觀西醫小題大做，開立 Previcid（蘭索拉唑 Lansoprazole 的商品名）給病人去中和胃酸，這類傷肝的藥物，不但要吃一輩子，其結果病人胃酸照舊反而更壞。而且由於長期未治好，終於把食道燒傷，結果就是食道癌、胃癌或淋巴癌或胰臟癌，還會引起鋁中毒，產生腦神經損壞，甚至與巴金森氏症有關，副作用不勝枚舉。

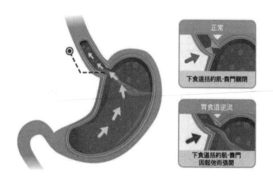

8. 賀爾蒙替代品的不當使用

服用女性賀爾蒙的更年期的婦女常被西醫告知要服用賀爾蒙替代品，否則會得到骨質疏鬆症，這些胡說八道的話，不知嚇傻了多少無知的婦女。

中國五千年以來，從未有人得到骨質疏鬆症，過去也沒有使用任何的賀爾蒙替代品，千萬不要相信服用賀爾蒙替代品可以預防骨質疏鬆症，因為有人最少的都服十年以上，最多的有服用超過三十年的，而結果是每個人都得到全身性的骨質疏鬆症。

所以繼續服用女性賀爾蒙替代品，一定會得到骨質疏鬆症，不吃反而沒事，多吃則會得到骨質疏鬆症及心臟病乳癌等疾病，未聽說有女人因為更年期不適而死的，但是卻見到許多女人因為吃女性賀爾蒙而死於心臟病或乳癌的，更年期的不適症狀，原因都是因為心臟不好造成的。只要把心臟保護好就沒有任何症狀會出現的。

因為無法忍耐更年期不適的女人們，小題大做的去服用女性賀爾蒙，反而死得很快。

9. 乳房硬塊檢驗之不當

　　乳房稍有硬塊就急著做切片的無知婦女 都是迷信西醫的藥罐子。因為西醫說如果及早發現就可以治好而且可以預防，於是這些藥罐子們就開始一連串的惡夢了。

　　試想，把一個雞蛋拿來做蛋黃切片，結果如何？又再連續幾次做同樣的切片後，這個雞蛋會變成甚麼樣子？結果一定腐爛掉了，乳癌就是一種壓制不住的糜爛，其末期非常的惡臭。

　　女人會得到乳癌的原因 90% 是每年去西醫那做乳房健康檢查造成的，另外 10% 是被自己一直吃西藥傷到心臟引發出來的，已經不曉得有多少人，因為一直服用西藥抗生素或止痛藥或維生素，結果造成腎衰竭或心臟病的人，直到臨終前還在讚揚西藥好，沒有西藥早就死了。

　　其實殺人的就是西藥！遭受病痛的也是西藥，生活在疾病的陰霾下也是西醫，整天擔心受怕的也是西醫。

　　幾年前英國很有名的熱門合唱團 BeeGees 的 Morries Gib，年僅 54 歲，結果因為小腸套疊在一起，造成腹痛，半夜送急診，結果開刀就死在手術台上。前不久，麥當勞總裁突發心臟病就死在會議上，年僅 60 歲，這些有錢人，就是因為買最好的醫療保險，才會死掉的。

如果沒有錢，也沒有保險，那 Morries Gib 就會躺在家中床上，修養幾天直到腸子排出氣後，自然就好了。

因為西醫的心臟檢查如心電圖（Electrocardiography、ECG 或者 EKG）與壓力測試（Stress Testing）根本就是謊言，不知道有多少人跟麥當勞總裁一樣死的，甚至於前一分鐘西醫檢查認為心臟很好，於是相信西醫就失去戒心，而下一分鐘就發心臟病死的，也大有其人在。

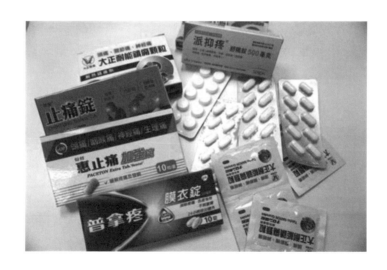

10. 止痛藥之亂

目前市面上所有的止痛藥都會傷到肝臟、腎臟與心臟的，只要肝心腎一受傷，立刻就會便秘，睡不好，日子久了就開始掉髮，眼睛視力變差，體力衰退，容易抽筋，連西藥營養劑、維生素吃多了，都會掉髮傷肝的（維生素 A 更是頭號肝臟殺手），更何況止痛藥？

任何痛症必有原因，只要找到原因就可以治好，絕對不可以亂吃止痛藥來壓制它，許多人還因此而腎臟衰竭終身洗腎，會得不償失的。現在最新的醫學研究已經證明了吃止痛藥會有中風的危險，許多剛生完小孩的婦女因為吃止痛藥而得到中風。

西方醫學是由西藥廠先去研發出新的病名，有了病名之後才有藉口來賣新藥，然後訓練西醫來賣藥；為了掩蓋西藥的副作用，達到促銷的結果，一定要嚇倒病人才會有人來買藥，所以強調各種病有多可怕，實際上又沒有提出有效的治療方法，只要有病名出現，西藥廠才會有理由賣藥，每一種西藥所產生的副作用，會比原來的疾病要更嚴重，例如病人吃止痛藥即是一例。

二、癌症用藥之不當

　　癌症是全球主要死亡原因之一，20世紀初，20人中只有1人患癌症，1940年代增至每16人就有1人患癌症，1970年代增至每10人就有1人。可是，現今每10人就有4人在一生會患上癌症。随着患癌率越**來**越高，人們對各類癌症早已不陌生，預計每10個人便有4個人在一生中會罹患癌症。2020年全球癌症新發病例1929萬例，2021年全球癌症新發病例超2100萬例。

　　科學家為了找尋最早癌症存在的證據，在研究測試完古代木乃伊、檢驗完化石標本和古典文獻後，發現腫瘤在古代極為罕見，他們從數百個埃及木乃伊中檢視人體組織樣本，發現只有一個木乃伊可能有癌腫瘤。事實上，自然環境中沒有任何東西能致癌，所以癌症必定是人為的疾病。為何在過去半世紀主流治療癌症的方法仍然沒有改變，癌症存活率亦沒有改善。

　　癌症是美國的一個大藥廠能取得龐大利益的產業，2021年全球抗癌仿製藥市場規模達到261億美元。展望未來，IMARC Group預測該市場將在2027年達到369億美元，2022年至2027年的增長率（CAGR）為5.8%。

一般癌症病人至少花費五萬美元來接受治療，美國每年花費五百億美元治療癌症，龐大的癌症產業培育一個龐大的癌症企業（Cancer Industry），簡稱癌企，即是醫療業和製藥廠結合成為一個龐大的利益集團來牟取暴利。據估計，倚賴癌症治療謀生的人比患癌的人還要多，一旦有效的癌症治癒法被採用，整個癌企便可能會消失！

美國的大藥廠能壟斷全球癌症市場來牟取暴利？

原因如下：

● 大藥廠控制美國醫學院的教學內容：現今醫生盲目相信只有３大療法（手術、電療、化療）才能治療癌症，大藥廠捐款給醫學院會有兩大利益：第一，藥廠建立慈善的形象。第二，可以抵扣稅金。醫學院的研究就是大藥廠的研究，研究方向就是大藥廠發展中的藥物，這樣通過監控捐款用途，大藥廠便可控制醫學院的發展，醫學界亦傾斜轉向藥物發展，大藥廠亦掌控學術界，主導美國的醫學院的教育和研究方向。從此成功通過醫學院培訓出只懂建議病人使用昂貴藥物的醫生，而醫生也被蒙在鼓裏，所以只相信「三大療法（手術、放療和化療）」是唯一癌症療法，根本不知道其他有效癌症治癒法的存在，醫生也成為大藥廠最專業、最得力的藥物推銷員，並使大藥廠通過專利藥物的銷售來牟取傷天害理的暴利，給醫生送錢送貨，是藥企提升銷量的一種有效方式。這種現象全球各國都有，2016 年 8 月，加州大學舊金山分校的研究人員報告說，從製藥公司收到價格低於 20 美元的盒裝午餐的醫生更有可能開出這些製藥公司銷售的藥物，盒飯是藥企給醫生帶來的最微不足道的利潤之一，畢竟，錢是最有效的。

製藥公司可以通過三種方式向個別醫生而不是大學和醫院捐款。第一種方式是作為講課費或諮詢費來支付，第二種方式是通過媒體以出現在公司文章廣告的形式來支付，第三種方式是向第三方組織捐款，例如作為非營利組織或基金會。講課費和諮詢費的支付金額，這只是冰山一角，一位在製藥公司工作的熟人說："我通過其他方式支付的費用與講師費用相同或更多。"

● 大藥廠和醫療業結合成為一個龐大的利益集團：醫療業和大藥廠結合成為一個龐大的利益集團來保護雙方利益。大藥廠給醫生多種好處，以使醫生向癌症患者推薦昂貴的藥物。

● 醫生打壓其他有效治療癌症的方法來保障自己的利益：美國醫學會規定醫生只可以採用三大療法（手術、化療、放療／電療）治療癌症，如採用未經美國醫學會認可的療法，就會被吊銷執照，沒有執照，就會被控告無牌行醫！許多自然療法醫生非常成功地治癒癌症患者，遺憾的是他們都不允許行醫。

● 大藥廠欺騙醫生和癌症病人：財雄勢大的藥廠通過各種各樣的欺騙技巧，來讓醫生和病人盲目相信只有西醫3大主流方法才能治癒癌症。

● 治標不治本的癌症療法：西醫不僅不能根治癌症，甚至帶來很多副作用和可能更嚴重的傷害，原因是化療藥是劇毒，電療是高能量輻射線。因此，西醫「治標不治本」的用藥醫學便為癌症企業帶來的利潤最大。因為這個策略的好處在於源源不絕的病人，只要看醫生，就必須服藥。此外，治療癌症患者無可避免地承受各種副作用，因而產生更多新症狀，需要服食更多藥。一個人為的惡性循環，為癌企帶來無限量的利潤。

● 藥廠不將具抗癌效用的天然食物製成藥品：因為那些食品是一種天然物質，而天然物質是不允許被作為專利的。沒有專利，藥廠當然完全不會有興趣去發展成為新藥，因而令很多病人失救而死亡。

● 製造必須長期服藥的恐慌：恐懼令人在可怕的情況下作出不智的決定。令病人相信必須服藥才能恢復健康，為了不斷增加利潤，癌企更不惜製造必須長期服藥的恐慌，無需擔心病人拒絕服藥，因為幾乎所有病人都會接受醫生的建議！

● 醫生向癌症病人推薦價格高昂、內容不可靠的抗癌藥物：無良醫生比強盜更為敗壞。強盜不會殺死無辜民眾，或逼迫一般人切斷身體器官，因為強盜的目標通常只是金錢而已。但是那些缺乏醫德的醫生不但威脅病人支付金錢，而且可能導致病人殘障，甚至死亡。

● 大藥廠操控全球 87% 醫學研究：藥廠只希望病人繼續生病這就是美國的大藥廠及醫學界為謀取暴利而禍害全人類的黑幕很多癌症患者不是因為罹癌過世，而是遭醫生恐嚇而死，或因為營養不良、免疫力下降，引發各種併發症或敗血症而死亡。

抗癌（ANTI-CANCERS）的英文 A（Abandon）離棄：離棄引發癌症的因素，N（Nutrition）營養：足夠營養是抗癌成功的關鍵，飲食結構不均衡是導致人體營養失衡，而成為罹患癌症的主要成因，而癌症患者營養狀況的好壞亦決定抗癌的療效，T（Treatment）：結合西醫及輔助療法的整合治療，I（Immunity）免疫力：提升自身免疫力，C（Calling）使命：找出人生的使命和目標，A（Acceleration）增加：增加正向情緒，心情平靜，信宗教，N（Nature），自然：接觸大自然，C（Control）掌控：掌控自己的健康，E（Exercise）運動，要活就要動，不動就會被抬去種，R（Removal）移除：移除心靈和身體的毒素，S（Sleep）睡眠：晚間有充足的睡眠。

美國癌症醫生 Peter Glidden 積 12 年研究經驗公開指出
癌症化療，97% 無效！因為醫藥業是利潤工業！

1. 癌症化療，97% 無效！

2. 在美國，利潤與癌症脫不了關係！

3. 既然無效，為何還在化療，唯一原因：錢！

4. 醫師開抗生素無錢，開化療藥，有錢可分！

5. 醫師買 5 千美元，賣 1.2 萬美元給病人，保險給付 9 千美元，醫師賺 4 千美元！

6. 化療根本無效，醫生可以賺錢！

7. 藥業掌控了我們！人們不知情！

8. 癌症沒減少，反而更多人得到！

9. 人們被診斷癌症，又化療無效，是因為醫師操控著研究的舵盤！

10. 女士們為乳癌募款，不會用自然療法，全部捐款，只贊助藥物和手術，而且無療效！

化療只會加速死亡增加痛苦！榨乾患者家庭的每一分錢！

三、產官學及媒體勾結的謀財集團

自新冠肺炎疫情爆發以來，全世界主要影音媒體，如 YouTube、FB、Google 等只要提及反疫苗言論馬上遭刪除，而各國的事實查核中心一直發佈反疫苗內容完全不正確訊息，而報紙、網路新聞則是一直恐嚇民眾，洗腦，強調打疫苗好處，這是產官學及媒體有計畫勾的結果。

美國輝瑞製藥公司高層曾在不知有人偷錄情況下，透露了許多輝瑞製藥內部不法實情，説完發現有人在偷拍，試圖搶下偷拍"真相工程"組織的 iPad，影片上傳出來後，該員很快就失聯了，也許永遠找不到了！

從該高層透露的資訊以及結合輝瑞公司在全世界高價兜售新冠疫苗和特效藥來看，**至少有 3 點是逐漸清晰了：**

1. 輝瑞正在進行主動引導變異新冠病毒，使其"定向進化"。

2. 輝瑞早就先發制人地開發疫苗和藥物，種出一棵"搖錢樹"先有疫苗再放毒。

3. 新冠疫情在中國武漢大規模傳開與他們不無關係。

再細想一下，此前，為什麼網路上那麼多充滿良知的人揭露新冠內幕的發聲被封，為什麼全世界那些揭露美國於馬里蘭州弗雷德里克迪特里克堡（Fort Detrick）生物實驗室的關鍵人物離奇死亡。

加上這段暗訪影片，看來，全球這場新冠疫情背後太黑的東西還有很多很多。就輝瑞公司緊急發出公關聲明後，出現了很多怪異的現象，**想問問幾個為什麼？**

1. 為什麼美國和全球媒體幾乎集體拒絕報導此事呢？

雖然這段影片在網上迅速傳開，但是全世界媒體界似乎都被美國輝瑞公司收買了，顯然是在一起幫著輝瑞公司在掩蓋，幾乎集體拒絕報導此事，特別是 YouTube 和推特多個網路平臺迅速刪除了相關連結！

很怪吧？大家更想知道的是，為什麼那些美國人此時不說媒體自由了呢，為什麼國內那麼多天天喊要言論媒體自由的網路名人，不就這件事發文痛斥了呢？

2. 為什麼美國的政界官員們，特別是平時好管事的議員們怎麼就不抓住這個天大的"重大消息"出來伸張正義呢？

美國的政界官員們、議員們不是平時最喜歡代表所謂的"正義"嗎？為什麼這個時候不僅不揭醜，似乎還在有意在躲、在幫著藏？

3. 為什麼美國的主管部門不出來作為了呢？

這段影片已經出來了，但是在美國輝瑞公司的緊急聲明後，美國卻突然變得"靜悄悄"，除了個別小眾媒體和影響力不大的人說此事外，絕大部分媒體置若罔聞好像沒聽見！

美國食品藥品管理局，不是號稱特別嚴格負責嗎？為什麼那些負責食藥監管的官員和平時滿嘴炮火的議員們全都裝聾作啞呢？

這不是他們應該管的事嗎？應該管的事，裝傻。

4. 為什麼在美國很快就能看到那種非常專業的抹黑攻擊這次爆料提供者 "真相工程" 組織的小文章呢？

在全世界已經看到很多那種攻擊 "真相工程" 組織的文章。這些文章非常專業，對 "真相工程" 組織非常清楚，核心攻擊點，就是說 "真相工程" 組織不可靠，言下之意這個 "真相工程" 提供的影片不實？

但為什麼，他們就不能拿出事實證明這段影片是造假呢？拿不出來，至少現在拿不出來，就從源頭上說 "真相工程" 組織不行，進而否定這段影片，最終愚弄世人，不要相信輝瑞有那麼壞！

5. 為什麼美國聯邦調查局不出來說話了呢？

退一萬步講，即使這段影片是編造的，那個輝瑞主管是個 "演員"，是不是也應該把事情搞清楚，"還輝瑞清白"，把編造的暗訪記者和 "主管扮演者" 抓起來呢？

因為，這段影片關係重大，涉及全世界人民，涉及三年多的新冠疫情，涉及到全球死去的成千上萬的生命。必須把真相搞清楚。但是美國聯邦調查局去哪裡了呢？那些喜歡所謂追查 "真相" 的美國記者又去哪裡了呢？

6. 為什麼美國輝瑞公司的緊急公關能力會有這麼強呢？

美國的媒體不說話，美國的官員不說話，美國平時最愛說的議員不說話，美國的主管部門也不說話！可想而知，這需要多大的能耐，才能讓美國 "不說話" ！

以前的川普能做到這樣嗎？現在的美國總統拜登能做到這樣嗎？他們也做不到！

那麼輝瑞公司為什麼能做到呢？這就是美國資本的力量，這就是美國資本的能耐，這就是美國資本的醜惡！

正如這位前輝瑞高官在影片中說的——所有審查我們藥物的官員，最終他們中的大多數都會來為製藥公司工作，一旦他們想到自己未來不再是監管機構，想為公司工作時，他們就不會對那些公司那麼苛刻。對於任何行業的所有政府官員來說，這都是一扇旋轉門。

真是好厲害的一扇 "旋轉門" 啊！這就是吸人血的資本在美國的超級力量！試問，這件事，就能這樣不了了之嗎？

難道，輝瑞公司不應該給全球民眾一個答案嗎？

難道，不應該給那麼多死去的新冠亡魂一個解釋嗎？

難道，美國不應該給世界一個解釋嗎？

難道，我們國內一些人還不應該清醒一點嗎？陳時中們不回應嗎？

四、新冠病毒疫苗大陰謀

輝瑞前副總裁揭秘大藥企 "陰謀" ！？

輝瑞公司前副總裁兼首席過敏和呼吸系統科學家 Michael Yeadon 博士接受了 LifeSite News 的採訪。

主要有三點：

1. 病毒變種也是人為的。

2. 疫苗護照極權主義（獨裁）的可能性

3. 世界上 1% 的統治階級控制 99%，企圖實施人口減少計畫的 "陰謀" 的存在。

然後列出了七個更詳細的項目

1. COVID-19 變種可能也是行銷疫苗故意行為"。

2. "陰謀"背後的媒體和科技巨頭一心審查和刪除任何試圖說出真相的言論。

3. 製藥公司開始研製針對"突變體"的假冒"加強"疫苗（實際上與原始疫首沒有太大差別）。

4. FDA 批准緊急使用加強疫苗，因為它與之前的疫苗非常相似，沒有進行任何臨床安全性測試。

5. 這使得 mRNA 疫苗可以在沒有任何必要或正當理由的情況下給人接種。

6. 有計畫透過「大重設」（Great Reset）和疫苗護照來完成極權（獨裁）並消滅大量人口。「大重設」是英國查爾斯王子和世界經濟論壇創辦人克勞斯 · 施瓦布（Klaus Schwab）早前提出，新冠肺炎疫情後，各國應該以一個可持續發展的方式重建經濟，他們把這個提議稱為「大重設」。「大重設」提議：「新冠肺炎是一個罕有但時間不多的機會，讓我們可以反思、重新思考、重設我們的世界，讓它變得更健康、更公平，讓它有一個更好的未來。」

所以我們必須與一些統治階級的深層政府（DS）拼死鬥爭，以防止這種獨裁統治。過去三年來一直被政府和專家的謊言所蒙蔽，有症狀的感染或封鎖有效嗎？戴口罩預防感染，有 COVID-19 次世代疫苗，這全是恐嚇手法。

　　正如 COVID-19 變種存在一樣，隨著世界各地的機構繼續製造流行病，各國政府也在說類似的謊言並奪去生命。

　　而製藥公司會毫不猶豫地撒謊，比如提供一種與上次幾乎相同的疫苗，儘管假裝是突變體的改良版。疫情的歸宿就是要徹底把疫苗通行證給人民，沒有疫苗通行證就買不到東西。

　　然後地球上的所有人都將被疫情數字控制，只給那些接種疫苗的人以特權，並通過數據庫管理全世界的人來促進對人類的奴役。財務重設後，如果沒有管理個人姓名和健康狀況的應用程序，將無法購物，甚至無法自由行動。

　　製藥公司和一些統治階級會編造適合他們的故事來欺騙我們，以便給我們疫苗通行證。換句話說，讓大家相信病毒隨著時間的推移而變異需不斷打疫苗的謊言。

　　製藥公司會通過媒體說服人們相信這個虛假的故事，如果有自稱是謊言可能被揭穿的資料，將會被迅速審查、刪除和粉碎。政府撒謊，大型製藥公司不斷生產加強疫苗以賺取更多利潤，提前實現的 "大規模人口減少" 計畫，製藥公司可以將毒藥放入具有對我們身體有害的致命特性的疫苗中。

　　比如一個導致肝損傷的基因或者一個導致腎衰竭的基因，生物科技可以殺死數十億人，製藥公司現在有很大的機會賺取巨額利潤。基因疫苗是危險的， "最好不要接種" 。首先，打一個還處於特別審批階段、長期安全性未知的基因疫苗，幾乎無異於成為小白鼠。

　　然而，長期以來一直被指出其有偏見的報導的大眾媒體並不厭倦每天進行煽動疫情危機的報導。用納稅人的錢製作海報和廣告，宣傳效果存疑的疫苗接種，一直拼命誘導民眾接種疫苗。此外，現在成為製藥業遊說團體聯絡站的衛福部和各醫學會，積極推動新型冠狀病毒疫苗接種，充分利用大學御用教授等學者，或許正因為如此，大部分人都已經完成了多劑疫苗接種。

先造成民眾的恐慌再與媒體學者勾結，發表似是而非的言論，再由幫凶政府制訂疫苗政策，大量採購疫苗，這是賺疫情財模式，幾次大型傳染病事件均是如此，流感疫苗亦然，美國疫苗廠商為促銷疫苗，引用流感病毒尚未被發現的 1912-1914 年間估算全球超過 2 千萬人死於「流感」的文獻，在全世界製造恐怖氣氛，恐嚇人民。

之後的 SARS、禽流感、腸病毒、H1N1 豬流感，都有一群人詳細規劃相同模式的 SOP，炒作疫情以乘機牟利，每次傳染病危機爆發時，「防疫視同作戰」是技術官僚與政府的口號，因為是作戰，所以又用法律來堵住反對言論，將大流行視為一種戰爭，是否恰當，違法違憲？引起不必要的恐慌是否犯法？

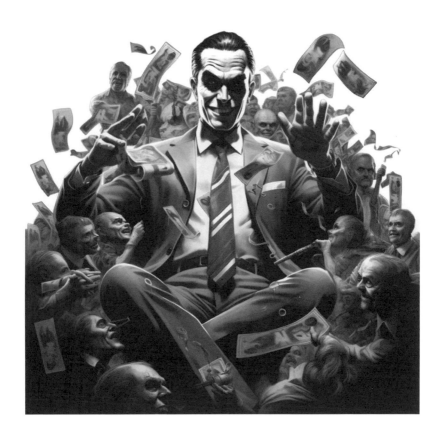

Chapter 5

病毒來自何方，為何消滅不了？

　　病毒來自何方？又為何無法消滅？這是大家都想知道的問題，人類與病毒的戰爭只有贏一次，就是消滅了天花病毒，但為何科學愈進步病毒種類不減反增，尤其 1970 年代有了遺傳工程，基因剪接技術之後，病毒更為兇猛，由 SARS 開始冠狀病毒侵襲人類到新冠病毒全球淪陷。

　　有許多研究人員認為病毒感染生物是地球物種進化的原動力，所謂"病毒進化論"，所以病毒無法消滅，但病毒是如何產生的，自然進化？人工塑造？若是人為的有無背後掌控的黑手呢？

一、達爾文進化論與病毒進化論

1. 達爾文進化論 - 主流科學的理論

英國科學家查爾斯· 勞勃· 達爾文（Charles Robert Darwin）在 1859 年出版《物種起源（On the Origin of Species）》書，基本上用以下邏輯解釋了進化的機制，即進化（theory of evolution）。

（1）一個物種內的個體在形態和生理上具有顯著的連續變異，

（2）這種變異是隨機發生的並且是可遺傳的。

（3）動植物種群具有很高的繁殖能力。

（4）然而，資源是有限的，種群中的個體必須為自己和後代的生存而奮鬥。

（5）因此，只有一些最適合的個體能存活下來並留下具有相同特徵的後代（適者生存）。

（6）透過這種適者的自然選擇（天擇），一個物種成為更適應的個體組成。

　　這種解釋的前提只是遺傳變異性和有限資源，而結果的自然選擇、淘汰可以說是自動推演出來的。但是否可透過選擇偶然突變來解釋當今存在的生物多樣化和複雜整合的生物體？這個問題沒有答案，甚至在今天，某些方面也沒有得到最終的解答。

　　1831 年至 1836 年，達爾文曾登上比格爾號軍艦勘察南美洲海域的經歷。之後，又從馬爾薩斯（Malthus）的"人口論（An Essay on the Principle of Population）"等人那裡得到了啟示，提出了自然選擇原理作為一種使進化成為可能的機制。

　　達爾文自然選擇理論指大自然盡力將理想的個體留在其環境中，而忽略劣等的個體。例如，當一個有機體產生的後代數量超過其實際生存能力時，個體之間就會出現生存競爭。此外，即使在同一物種的個體中，也有適應環境的和不適應環境的。在這種生存競爭中，具有優勢突變的個體得以生存，有這些特徵的個體和品種得以生存並留下後代，為新物種的產生奠定了基礎。

　　達爾文適者生存指適者生存就是在自然界的生存競爭中，具有最有利突變的個體或物種的生存。個體層級的重覆突變導致個體物種的變化，變異後更適應環境的個體得以存活下來，並將其特徵傳給後代，一代又一代地重覆這個過程，生物逐漸變成更適應環境的物種。另外，這種變化是根據環境的變化而進行，適應方向的變化。

之後德國理論動物學家海克爾（Haeckel）將達爾文的進化論引入德國，並在此基礎上繼續研究了人類的進化論，出版了《自然創造史》，致力於普及達爾文主義。

進化論與奧地利科學家孟德爾（Mendel）的遺傳學說有關，孟德爾是現代遺傳學的創始人。儘管幾千年來農民就知道動植物的雜交可以促進某些理想的性狀，但孟德爾在 1856 年至 1863 年之間進行的豌豆植物實驗建立了許多遺傳規則，現稱為孟德爾定律，此定律使進化論達到了一定程度的可信。

新達爾文主義（Neo-Darwinism）是將達爾文主義的核心自然選擇學說與孟德爾遺傳學說的變異學說融合，從基因頻率差異的角度重新思考自然選擇，對物種進化如何從自然選擇中產生的更嚴格的考慮，也是達爾文和孟德爾的現代演化綜論。

目前達爾文的演化論已經獲得壓倒性的科學家支持，也是唯一能滿足各領域中所觀察到的現象的理論，作為物種起源和人類起源解釋的科學，也成了學界共識；然而達爾文的演化論與宗教觀點相悖，甚至引發法律問題；近年來更有挑戰演化論者。

2. 病毒進化論

病毒進化論是以達爾文的演化論為基礎提出，但並未完全贊同達爾文觀點，否認透過自然選擇的進化，卻認為進化是由病毒感染引起的，這是兩位日本人新渡戶文化短期大學的中原秀臣（Hideomi Nakahara）及科學評論家佐川俊（Shun Sagawa）共同倡導的進化論。

根據病毒進化論的說法，只有當病毒攜帶的基因進入並改變生物體的基因時，進化才會發生。病毒整合宿主 DNA 片段並將其轉移到其他細胞，病毒的整個基因組可以整合到生殖細胞中並傳遞給下一代。

平行進化，即在不同物種中發生相似的進化，比起單獨發生的基因的偶然突變，更容易用病毒的跨物種傳播來解釋。

病毒基因被整合到宿主中的可能性及其進化意義在發現逆轉錄病毒逆轉錄酶後病毒進化論立即被大家討論，目前有許多人用此理稱新冠病毒突變人類也會進化，令人十分不解。

　　該理論認為，從上述觀點來看，病毒類似細胞中粒線體和葉綠體等胞器，如果病毒是進行基因轉移的胞器，那麼基因轉移引起的進化被認為是生物體的一種功能。

　　"為什麼長頸鹿的脖子這麼長？"是一個常被用來解釋病毒進化論的問題"為什麼長頸鹿的脖子那麼長？"這個問題目前還沒有得到科學上的完美證明，有各種各樣的說法來解釋。主導理論是基於達爾文的進化論，長頸鹿為吃高大樹葉上葉子致基因突變使脖子拉長，基於用進廢退及適者生存理論，只有長脖子的長頸鹿得以生存，但考古尚未發現介於短頸和長頸長頸鹿之間的"中等頸部長度"的長頸鹿化石是一個大問題。因此，病毒進化論常常作為能夠回答類似此問題並提出瞬時進化的理論。

　　此外，病毒進化論認為大多數突變不利於生存，所以不構成進化的基礎，理由是基於分子生物學正在闡明

的 "基因突變的積累" ，至於適者生存說法，不一定是適者生存，而是幸運的個體生存。因此，適者生存不能說是進化的基礎，生物體的機制和習性都非常複雜，不可能通過逐漸變化的積累來實現，病毒進化論則可以解釋這一切，但具體機制尚未明瞭。

像長頸鹿這樣棲息地狹窄的物種，由於食物環境的急劇變化，在短時間內進化時，因所剩無幾而找不到 "進化中途化石" 的情況並不少見（所謂缺失環節），這是否定基於達爾文主義的進化論的理由之一。

以致病性大腸桿菌 O157 為例，原始的大腸桿菌是不致病的，但編碼有毒因子的大腸桿菌卻經常存在，而且基因組規模很大。已知這是感染細菌的病毒（也就是噬菌體（bacteriophage）引起的毒因子水平傳播並轉錄成大腸桿菌 DNA 的結果。噬菌體是一種感染細菌和古細菌的病毒，專以細菌為宿主，不會感染高等生物，熟知的噬菌體是以大腸桿菌為寄主的 T2 噬菌體，以細菌生產工業產品時若受噬菌體感染細菌死亡則得不到產品。

稱為 O157 抗原的大腸桿菌菌株具有被噬菌體感染獲得的志賀毒素（Shiga toxin，STX）產生因子。志賀毒素是由志賀氏菌屬等細菌所分泌的外毒素，然而，原本大腸桿菌本身並不能分泌毒因子，因受病毒感染而進化，目前大腸桿菌分泌的志賀毒素稱為志賀樣毒素（Shiga-like toxin，SLT），病毒進化論認為這也是一種進化。

但並沒有研究報告支持病毒進化論這一理論，也不是進化生物學專家公認的理論。此外，也不被認為是正統科學理論，因為不是提交給同行評審學術期刊的論文，有人批評說，這一理論是〝對自然選擇理論的錯誤批判〞。

有生物學家對病毒進化論這一理論的內容進行了詳細的批判，例如，這篇論文沒有解釋病毒如何選擇性地只攜帶有用的基因，因此無法解釋適應性進化。事實上，病毒層級基因轉移影響進化的觀點早於這一理論，並不是病毒進化論提倡者的原創。

病毒進化論"是中原英臣和佐川俊的著作中所表達的進化論。**以下是他們的代表作品時間列表。**

1986 人類為什麼進化？

1987 "人類為何成為人類：超越達爾文理論的病毒進化"

1991 "進化變化：分子生物學破壞了達爾文"

1996 年病毒進化：超越達爾文進化論。

1997 年 "生命進化的鑰匙被病毒掌握——進化之謎的真相大白"

2008 年 "新的進化論將會改變：達爾文進化論會在基因組時代生存嗎？"

日本社會人類學和生態學的先驅今西錦司早在病毒進化論提出前就發表"今西進化論"，是反對達爾文進化論提出的理論，主要內容是"進化是物種社會中隔離的緻密化，不是從個體開始的，但是當構成物種社會的所有物種發生改變的時候，都會一起同時改變"。

　　今西的進化論被稱為"隔離理論"，進化是物種社會中隔離密集化的結果，當整體發生變化的時候，每個人會一下子全部集體改變。"

　　即使從一個物種中誕生出新的物種，原有的物種也不會滅絕，而是會與新物種共存。進化可以改寫為"進化是一種現象，當時間到來時，由於環境的變化等，其中多個個體同時產生頻繁的變化就像化學反應一樣。"

　　此理論與達爾文基於競爭原理的進化論相反，今西進化論可以解釋為基於共存原理，這是理論重點。

　　今西的進化論尋求進化的單位是物種而不是個體，在個體層面否定了達爾文基於機會的進化論。這意味著什麼？在個體層面，當然有可能適應環境的個體死掉，不適合環境的個體反而倖存下來，但對於一個物種內的許多個體來說，環境適宜的個體可能變成不適合的個體，這是一個統計事實，這樣看來，適者生存，也就是最後適應環境的個體生存的概率較高，可以說自然選擇發揮了充分的作用。

今西既否認物種內個體間的競爭，也否認物種間的競爭，但並沒有反駁達爾文的自然選擇學說。"struggle for existence" 即是 "為生存而鬥爭"，如果合作和共生比競爭和鬥爭更能增加生存的可能性，尋求前者是一種"生存努力"，結果是自然選擇 "適者生存"。

中原和佐川從今西進化論的角度對達爾文的進化論提出了病毒進化論。

根據《物種起源》，進化被認為是從一個物種個體開始的，或者說是少數物種個體，這些特定的物種個體在今天的新達爾文主義中被稱為突變。

這種突變產生的個體無論是形態還是行為，都比其他個體具有生存優勢，可以說，達爾文主義的精髓就是被打敗者滅亡。

但是，這種思維方式只不過是藉了英國經濟學家馬爾薩斯在其《人口論》一書中所描述的思維方式，可以認為只是簡單地將人類社會的現象納入了生物社會。

首先，馬爾薩斯的人口理論（更準確地說是人口原理）指出“人口呈幾何級數增長，而糧食生產僅呈等差級數增長，人類的貧困和飢餓作為一種自然現象是不可避免的”。鼓吹適者生存和自然選擇（natural selection）作為一種社會學說，但在當時資本主義開始興起的時候，對於歐洲來說，這個想法符合大多數人的想法一直持續到今天。

令人遺憾的是，儘管有英國哲學家認為“進化論是歷史，無法驗證”，但達爾文的進化論早已被各國認證。在學生時代的生物課上都學過達爾文的進化論，但並不是教科書上寫的都是正確的。病毒進化論對達爾文的進化論提出多項質疑：劣質個體被淘汰，而優等個體有更大的生存機會，這是真的嗎？是否有可能像新物種的誕生這樣的大變化？實際上是由於小的突變和自然選擇而導致的個體變化的小積累的結果？出土的化石所展示的事實與達爾文進化論所描繪的情景是否一致？

　　病毒進化論所稱的突變與達爾文進化論不同，前者指的是狹義的基因突變，病毒引起的突變更有可能具有適應性，但兩者之間的差異只是程度的問題，由於兩者都可以表達有害性狀，因此必須通過自然選擇將其淘汰，病毒進化論認為病毒是“進化器官”，宿主利用它們及時改變自己的基因。

　　水平基因轉移是一個具體的例子正是今西的進化論“生物因時而變”的概念。但是，在機體發生變化之前，病毒是不活躍的。但是，一旦改變的時刻到來，生物會通透病毒一個接一個地傳遞基因來一起改變。

　　然而，實際的病毒不斷地試圖入侵宿主並隨機修改它們的基因，而不顧宿主的利益。由於病毒感染引起的基因突變也是隨機的，因此自然選擇對於它們產生適應性進化是必要的。根據自然選擇理論，跑得慢的斑馬成為獅子的獵物而被淘汰，而跑得快的斑馬得以生存。然而，今西認為由於獅子會立即攻擊獵物，不會因為速度慢而被殺死，也不會因為速度快而存活下來，完全取決於是否被獅子發現。今西批評通過自然選擇和適者生存的無向進化是錯誤的，應改稱為“幸運者生存”而不是“適者生存”。

進化論的迷與惑

1. 長頸鹿長脖子非進化結果

　　進化論認為長頸鹿之所以有長脖子，是因為進化論發揮作用。進化論認為每一種生物，雖然是適應環境的簡單原始生物，但通過自然選擇已經進化了幾萬年。起初，進化論之前有科學家提出了"無用論"，即"長頸鹿的祖先是高處的一棵樹，當他們試圖吃樹葉時，他們的脖子變長了，這會遺傳給他們的後代。"

　　接下來，達爾文提出了"自然選擇說"，即"長頸鹿是基因突變"，物種因變異而生，在生存競爭中佔據優勢並世代相傳。換句話說，進化論者認為長頸鹿的長脖子是因為可以與食草動物分開生活，更容易生存。亦即在生存競爭中，一定的環境最適合"能夠生存"的生物體。

　　另一個原因是"長頸鹿從森林來到草原，腿變長了，但因為吃草不方便，脖子變長了。"如果進化論是正確的，就會出現下列各種問題和矛盾。

《邏輯上不可能》

- 矮小的長頸鹿和長頸鹿在進化過程中將無法生存。

- 與長頸鹿生活在同一地區的短頸動物也很難生存，物理上不可能延長頸部，因為需要改變結構，而且短脖子羊也易吃低矮樹木的葉子而生存下去。

- 雌性長頸鹿有時會低下脖子吃矮樹上的樹葉，但應該很難吃到。

  草原遷徙說是錯誤的，因為草原有肉食性的獅子和豹子，所以生存更困難。
  長頸雄性戰力強的說法是另類思考，如果把角和獠牙進化磨尖，應該會更容易、更強壯。

- 長脖子受雌性歡迎的理論，那為什麼其他動物的雄性不模仿呢？

- 病毒進化論暗示達爾文進化論是不利的只沒有病毒感染的證據。

《結構上不可能》

將血液泵送到心臟上方兩公尺的頭部是極其困難的，貧血很快就會發生。而且易摔死因此，長頸鹿具有非常不一樣的器官系統。

- 心臟有強壯的心肌，可以產生 260mmHg 的血壓，大約是人的兩倍。在後腦勺，細小的毛細血管伸展成網狀結構，因為配備了長長的脖子，所以即使抬起或放下也不會感到頭暈。

- 血管彈性高，頸靜脈瓣膜防止血液回流。

- 腿部皮膚變硬，不會充血。長頸鹿有七塊頸骨，和人類一樣，長頸鹿的第一胸骨不是固定的，可以活動。長氣管使得每次呼吸都很難完全置換肺部的空氣，因此，它們的肺活量大約是人類的八倍。

《幾乎不可能》

- 如果進化的話，應該已經發現了短中脖子長頸鹿的化石，但是一直沒有發現。

- 缺乏進化中間體化石是進化論的致命缺陷。稱為 "Missing-link"，但不是 "丟失"，是不存在的。

　　如果由於突變和自然選擇從物種 A 逐漸通過物種 B 和 C 再到物種 D，那麼物種 B 和 C 的化石應該介於兩者之間（達爾文將它們描述為 "過渡性化石"），但是沒有中間化石是進化沒有發生的證據。然而，達爾文不相信進化是以線性方式發生的，A → B → C → D。達爾文自己設想的進化順序的《物種起源》是一種樹枝狀模型，其中種子像樹枝一樣分裂，而今天倖存下來的物種是尖端狀的葉子。因此，就像單片葉子通過樹枝連接到樹的基部，但葉子是孤立的，沒有直接聯繫一樣，所以很難找到連接現代物種的活著的中間物種。

　　從這個角度來看，"中間物種" 並不是現存物種之間的直接聯繫，而是代表進化中間階段的化石。如果是這樣的話，兩棲爬行動物可以說是從魚類進化到哺乳動物的中間物種。黑猩猩和人類沒有直接關係，但如果我們追溯它們的進化譜系，會在某個時刻相遇，從那時起，在猴子和人類之間有無數的中間物種。

儘管如此，如果像長頸鹿這樣的長頸動物是從短頸物種進化而來的，那麼是否應該找到中頸物種的化石就值得考慮。達爾文很清楚這一點，在《物種起源》第 6 章中，討論了他的理論的一些疑點，他考慮了這個問題並提供了一個初步的答案。首先，化石記錄並不完美，因為化石只在非常罕見和特殊的地形條件下形成，此外，目前已經發現的化石只有一小部分必需進一步挖掘才行。如果繼續下去，更多的中間物種才會被發現。其次，當一個物種出現分化時，中間類型一般分佈範圍較窄，個體數量較少，因此不太可能成為化石。

長頸鹿的脖子之所以長這麼長，並不是因為伸長了脖子去吃高大樹木的樹葉，問題在於是否真的沒有長頸鹿的祖先具有中等長度的脖子，或者長脖子是否不利於自然選擇。

長頸鹿的祖先與霍加狓（Okapia johnstoni）有關，霍加狓是一種偶蹄動物，屬於長頸鹿科的霍加狓屬，偶蹄類哺乳動物（有人說是鯨類），分布在剛果民主共和國中部、北部和東部。

霍加狓的脖子較短以往認為屬於斑馬科，但由於幾個特徵，顯然屬於長頸鹿科，像長頸鹿一樣，是偶蹄類動物，有兩個偶蹄。但屬於奇蹄目的斑馬只有一隻蹄子，而且霍加狓頭上有兩個毛茸茸的角。

由基因研究得知現代霍加狓的近親是長頸鹿祖先。據信，生活在森林中的霍加狓進化為適應草原，再進化為今天所知的長頸鹿。事實上，長頸鹿比霍加狓有更長的脖子和更大的身體，而且非常適應草原生活，例如群居。

哺乳動物，除了少數例外，都有七塊頸椎（椎骨的頂端），頸椎越長，脖子就越長。除霍加狓和長頸鹿外，還存在具有各種頸椎形狀的滅絕物種。如已經滅絕的物種之一，薩摩麟（Samotherium）的外觀，薩摩麟是長頸鹿科下已滅絕的一屬，生活在中新世和上新世的歐亞大陸和非洲大陸，可以看到薩摩麟脖子的長度大約是霍加狓和長頸鹿的一半。在這個階段，脊椎的顱側被拉長，然後脊柱的尾側拉長等。

為什麼長頸鹿科中脖子最短的霍加狓和脖子最長的長頸鹿倖存下來，而其他半成品物種卻滅絕了？有跡象表明，長頸鹿生活在草原上，而霍加狓則生活在森林中。在草原上更容易被捕食者發現，因此敏捷的腿和龐大的身體有利於避免捕食。因此，人們認為長頸鹿的腿很長，可以跑得很快，脖子和腿一樣長，可以喝水。相比之下，霍加狓已經進化到可以用它們的保護性水平條紋躲避森林中的捕食者。但無法逃避災難的物種一定已經滅絕，不能在森林或草原上生存。

　　長頸鹿的脖子很長，即使長長的脖子能讓看得很遠，可以隨意吃大樹的葉子，但需要高血壓把血液推到頭頂，心臟負担也很重。

　　長頸鹿身高約 5 公尺，心臟高出地面 3 公尺，需要向高出 2 公尺的大腦輸送大量血液。大多數其他動物的脖子都很短，而且是四足動物，所以大腦和心臟的高度差很小，不會出現這個問題。長頸鹿的舌頭長達 40 厘米，透過纏繞位於高處樹木的葉子來進食。此外，由於可以從樹葉中獲取足夠的水分，不需要從綠洲喝水，因此許多生活在非洲的長頸鹿即使在旱季也不會遷徙。

　　比較哺乳動物的血壓，兔子 110、狗 112、老鼠 113、人類 120、牛 160、豬 169、貓 171、大象 240、長頸鹿的血壓則為 260mmHg。然而，長頸鹿並不會有高血壓，這是因為長頸鹿需要高血壓才能將足夠的血液輸送到頸部上方的大腦這一自然原理

　　長頸鹿低頭喝水時，從心臟到體表 3 公尺處的靜水壓（30000/13.5）為 220mmHg，相當於頸部血壓中血液的重量水。以這個速度，結合上述 260mmHg 的血壓，計算結果是 480mmHg 的壓力同時施加到頭部。另外，如果突然抬起頭，高度會一下子從 0 變為 5 公尺，所以這（50000/13.5）血壓會瞬間下降 370 次，連水都不能喝，如果突然抬起頭，可能會患上腦貧血。

　　事實上長頸鹿的頸部靜脈各處都有靜脈瓣膜以防止回流，頭後部有一個特殊的網狀毛細血管團，稱為奇蹟網（Wonder Net），可提供緩衝，證明可以作為一種裝置發揮作用。換句話說，當長頸鹿低頭嘗試喝水時，神奇網吸收血液，防止大量血液一下子流入大腦，然後再釋放出來，防止血壓突然下降。

　　脖子短的人有時也會做倒立和倒立，但都是 10 秒左

右，因為沒有止回閥或奇蹟網裝置，所以如果時間長的話，由於施加於腦血管的靜水壓力有血管壁破裂的風險，此外，眼睛可能會充血並引起眼底疼痛。

長頸鹿的祖先霍加狓短脖子也有同樣類似結構，進化論無法解釋，長頸鹿的祖先難道早已預知後代的長脖子長頸鹿需此種脖子結構才能生存嗎？

演化論不是完美理論。

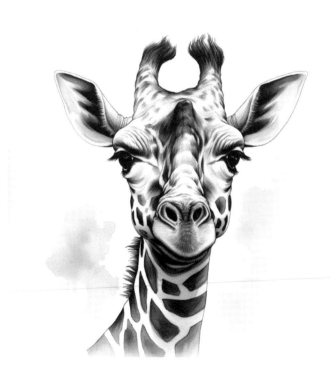

2. 寒武紀大爆發幾乎可推翻進化論

寒武紀大爆發（寒武紀生命大爆發，Cambrian Explosion），是指相對短時期的演化事件，開始於寒武紀時期，化石記錄顯示絕大多數的動物都在這一時期出現，且持續了接下來的 2 千萬年 -2.5 千萬年。

寒武紀（Cambrian，）是顯生宙（Phanerozoic）的開始，距今約 5.41 億年前 － 4.854 億年寒武紀之前（5.40-4.88 億年前），幾乎沒有發現動物化石，寒武紀大爆發是發生在 5.3 億年前，寒武紀地層中發現了各種珊瑚、軟體動物、腕足動物和三葉蟲，雖然數量不多，但發現了高度分化的動物，如多細胞動物，但在此之前的地層中，所有的動物化石幾乎都沒有多細胞。贊成進化論學者認為生物進化一定是緩慢進行，如果真是這樣，那麼從前寒武紀開始，各種簡單的多細胞動物化石應該出現，但沒有出現是個謎，進化論學者解釋這一點，"那個時代的地層不知為何缺失了"、"多細胞動物的祖先過著難以成為化石的生活"、"因為非常小且柔軟"沒有變成化石。

"寒武紀大爆發"被解釋為一種生物系統在寒武紀早期突然出現的現象。隨後分子遺傳學的進展顯示，在

270

寒武紀大爆發前約 3 億年，基因發生了爆炸性的多樣化，而主流觀點認為宏觀進化並沒有在寒武紀早期的短時間內發生。因此，寒武紀大爆發是 "化石記錄" 的爆炸性多樣化，不一定是進化大爆發。

1998 年，進化生物學家和古生物學家提出了 "光學開關假說"，指出由於有眼生物的誕生導致選擇壓力增加是寒武紀大爆發的原因。生命史上第一次誕生了有眼睛的生物是三葉蟲，透過積極捕食其他生物，三葉蟲比沒有眼睛的生物獲得了優勢。該理論認為，獲得眼睛和其他硬組織的生物能夠克服捕食的困擾。因此，化石記錄似乎在短時間內出現了多樣性爆炸式增長，所以進化論學者推測寒武紀大爆發是 "許多動物同時獲得眼睛硬組織的現象"。

在此之前，寒武紀大爆發被歸因於雪球地球（Snowball Earth）的終結，雪球地球終結與寒武紀大爆發之間至少相隔了 3200 萬年，因此即使有關係，也是間接。雪球地球是為了解釋一些地質現象而提出的假說，該假說認為在新元古代時候地球曾經發生過一次嚴重的冰河期，以至於海洋全部被凍結寒武紀大爆發是發生在 5.3 億年前的歷史事實，當時不存在的複雜新物種在較短的時間內出現在化石記錄中，例如捕食者奇蝦（anomalocaris）就是在那個時候誕生的。幾乎所有的現代生物物種都可以追溯到這個 "生命的繁盛階段"。

要發生像寒武紀這樣的生物多樣性大爆炸，大量的資料必須迅速流入生物圈，現代進化論者（新達爾文主義）設想的漸進過程無法解釋此一現象。進化論者認為寒武紀大爆發不是單一現象，化石記錄證明，自從 40 億年前地球上出現生命以來，30 億年的進化積累只導致了一種叫做寒武紀大爆發的現象，所有類型的軟體動物和微生物在前寒武紀化石已經出土，提供了對從簡單系統到復雜系統的形態演化過程的清晰過程。

在寒武紀之前，幾乎沒有發現動物化石，但所有分類上不同門的動物化石都突然出現在緊接著的地層中，這些化石和現代動物一樣複雜，有眼睛，包括脊椎動物，此一寒武紀大爆發現象幾乎可推翻進化論。

三、病毒是特意製造的 - 不可思議預言

科幻小說的科學預言：火星的秘密 - 格列佛遊記

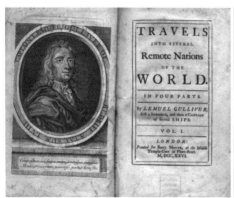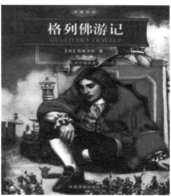

格列佛遊記（Gulliver's Travels）是愛爾蘭牧師、政治人物與作家喬納森·史威夫特（Jonathan Swift）以筆名執筆的匿名小說，就是熟知的大小人國歷險記。

史威夫特的《格列佛遊記》預言了火星上存在衛星，發表於 1726 年，比發現衛星早了 151 年。

格列佛到拉普塔（飛鳥國）的國度，當地天文學家告訴他說，火星有兩顆小衛星，與火星距離分別是火星半徑的三倍及五倍，內衛星每 10 小時繞火星直徑的三倍

運行，外層衛星每 21 小時 30 分鐘繞火星直徑五倍的距離運行。

而 1877 年科學家發現了火星的兩個衛星，與火星距離分別是火星半徑的 2.8 倍及 6.9 倍，繞火星公轉周期是 7.65 小時及 30.3 小時，兩者差異很小，科幻小說家如何比科學家早一百多年得知這些數據？

史威夫特的預言來自何方？這是基於距離和公轉時間之間關係的假設和預測。科學家無法解釋，看來這個事實可能是某一非地球上高科技生物教的。但是這的確是一個令人驚訝的近似值，當時唯一已知的衛星是地球的月球和木星的四顆大小相似的大衛星，史威夫特是如何想像出這種規模的百分之幾的隱形衛星系統的？可見目前的實證科學存在許多無法解釋的謎，就像病毒來自何方一樣。

預言新冠肺炎病毒

（1）1981年小説《黑暗之眼》

預言新冠病毒的出現？黑暗之眼小説中的病毒是生化武器，第一次爆發發生在中國湖北省武漢市致命病毒叫"武漢400"。

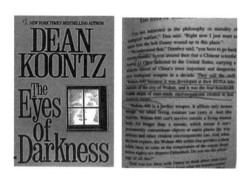

這是迪恩‧孔茨（Dean Koontz）於1981年出版的小説《黑暗之眼（The Eyes of Darkness）》，小説中寫到，一個名叫李晨（Li Chen）的中共科學家，攜帶有關「武漢-400」的資料向美國投誠，這種病毒是在武漢市郊的R，DNA實驗室製造的，這是該實驗室製造的第四百個人造微生物菌株。在新型冠狀病毒感染正在從中國向世界蔓延的同時，這本小説引起全球媒體的關注，因與新冠病毒感染現在的情況有很多共同之處。

　　小說中的病毒叫做"武漢400"，是在武漢病毒研究所製造的，然後被帶到美國，在培養病毒時犯了錯誤，導致美國出現大量可疑死亡事件，死亡率為100%。但只影響人類，離開人體不能存活超過1分鐘。它也被稱為"至高無上的武器"，因為只要被感染，達到殺傷目的後就會自然消失。

　　小說的關鍵是該病毒最初是在中國湖北省武漢市製造的。現中國也同意武漢是新型冠狀病毒首次被發現的地方，但是，該病毒被確認的地點的詳細仍然未知，但現在有一些關於武漢病毒研究所、華南海鮮批發市場和其他地方的猜測。

　　武漢病毒研究所是具有4級生物安全標準的設施，即病原體風險的最高級別。全球同類實驗室有54個，武漢病毒研究所卻是中國唯一的"超級實驗室"。4級設施也可以研究伊波拉病毒等，2003年爆發並奪去全球774人生命的SARS（嚴重急性呼吸系統綜合症）僅為3級。

　　自英國《每日郵報》率先報導這一指控以來，謠言不斷，如武漢病毒所員工感染死亡論；華南海鮮批發市場之前外地傳入論；武漢病毒中心外洩等層出不窮。

但中國迅速反駁。他甚至公然譴責這是一個 "愚蠢的故事" 反之，香港和俄羅斯有人指出，美國才是罪魁禍首，並聲稱新冠病毒是美國製造的攻擊中國和亞洲人的生物武器。綜上所述，除了武漢有一個病毒研究所外，什麼都沒有得到證實，無法確定爆發地點，例如武漢病毒研究所、華南海鮮批發市場或其他地方等。不僅如此，還不清楚是什麼動物是媒介，穿山甲是由於和冠狀病毒只是基於基因組序列 99% 相同的理論才被列為 "最具影響力" 的動物，蝙蝠→穿山甲（水貂、獾、竹鼠、蛇）→人類只是推測的傳染途徑而已。

　　而且，武漢病毒研究所並不是小說中描述的製造生化武器的地方，武漢病毒研究所成立於 1956 年，從事健康、疾病和農業方面的研究。病毒的死亡率和外部生存能力也存在差異，在小說中被描述為一種一旦感染就會致命的病毒，離開人體一分鐘也無法存活。

　　就新冠病毒而言，即使考慮到數字每天都在變化，死亡率平均約為 2.5%，而比較 10% 的 SARS、19% 的 MERS（中東呼吸綜合症）、42% 的伊波拉出血熱的死亡率，新冠病毒均低於比 3 類病原體。

　　真實的存活率也和小說裡的不一樣。CNN 報導說，像新冠病毒這樣的病毒可以在無生命的表面（包括金屬、玻璃和塑料）上存活 9 天。

　　缺乏疫苗的事實也是如此，新冠病毒感染的死亡率相對較低，很多患者在完全康復後就可以出院了，各國醫務人員正試圖用治療愛滋病的藥物和中草藥來抑制新冠病毒。最先爆發的地區也是小說中的美國，但實際上集中在武漢地區。

　　香港《南華早報》指出，這位小說家的才華純屬巧合，是美國暢銷書作家，被譽為驚悚小說大師，因此此小說家有能力用一些事實和資料來創造這樣一個故事。

　　一位香港出版官員說，"長江以武漢為中心東西流，高鐵從北向南。"事實上，武漢是華中地區重要的政治、經濟、文化和交通樞紐，地處長江及其支流漢江的交匯處，也是水運的理想之地。此小說在冠狀病毒爆發前 40 年就預測了武漢病毒，是巧合？通靈預言？或是早已設計好的深層政府陰謀？

（2）情報機構預測新冠病毒傳染病

儘管 COVID-19 產生負面影響，但美國關注的焦點仍不在疫情防控上，而是指責其他國家調查病毒來源。同時向公眾曝光的是，美國早期出現多起新冠病毒感染病例。最早的病例至少可以追溯到 2019 年 11 月。

情報機構早就預測新型冠狀病毒傳染病很可疑。

更值得懷疑的是，美國廣播公司、美國有線電視新聞網、《以色列時報》等媒體在 2018 年都曾報導稱中國將爆發傳染病，甚至提到了中國武漢。

可見新冠病毒是早就安排好為了達到某些目的製造散布的。

☰ THE TIMES OF ISRAEL

US alerted Israel, NATO to disease outbreak in China in November — TV report

White House was reportedly not interested in the intel, but it was passed onto NATO, IDF; when it reached Israel's Health Ministry, 'nothing was done'

（3）1990 年新聞的預測

30 多年前的 1990 年 5 月 2 日日本岐阜新聞早報第 3 頁，標題和文章成為 2021 年社交網站（SNS）上的熱門話題。內容提及 "2020 年，一半的人類將患上流行病。" 內容彷彿預言了全球爆發的新型冠狀病毒感染。

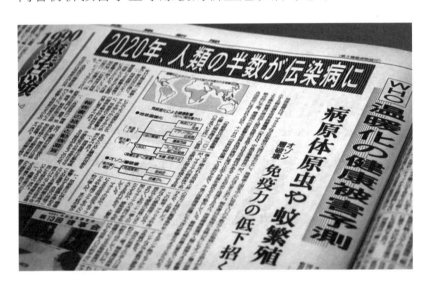

這篇文章似乎是由共同社發布的，並基於世界衛生組織（WHO）編審的一份預測全球變暖對健康危害的報告，報告稱，全球變暖可能導致瘧疾和其他可能影響世界近一半人口的流行病。此外還首次指出，臭氧層破壞可能會降低人體免疫力。這篇文章撰寫的記者已不可考，可以確定的是：記者不會通靈，**散布病毒應是預謀的**。

（4）啟示錄相關預言書

《啟示錄》，天主教稱《若望默示錄》（apocalyps）是《新約聖經》收錄的最後一個作品，寫作時間約在公元 90-95 年。

內容主要是對未來的預警，包括對世界末日的預言：接二連三的大災難，並描述最後審判，重點放在耶穌的再來 2008 年夏天，一位自稱從五歲就注意啟示錄的蘇菲亞‧布朗（Sylvia Browne）出版了一本關於不祥預言的書。

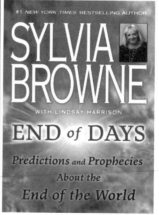

書主要內容為：" 2020 年前後，一種類似肺炎的嚴重疾病將在全球蔓延，攻擊肺部和支氣管，並對所有已知的治療方法產生耐藥性。" 而且會突然消失，十年後再次發作，然後完全消失。"

該預言原本已在大家記憶中淡出，因作者於 2013 年去世。但在冠病毒大流行之後，預言書《世界末日：關於世界末日的預測和預言（End of Days： Predictions and Prophecies About the End of the World）》重新成為人們關注的焦點，在亞馬遜排名中上升到非小説類別的第二名，銷量飆升。

正如書中所説，先知所説的新冠狀病毒是 " 世界末日" 的徵兆，已經成為連專家都無法阻止的瘟疫。

網絡上流傳著無數類似此書作者預言的世界末日論，將對新冠病毒疫情造成恐懼與政治動盪，這些理論涉及對聖經中 " 啟示錄" 的解釋。由於這本書是在嚴重急性呼吸系統綜合症（SARS）流行之後寫成的，尚不清楚作者的 '預測' 是否更像是巧合？

病毒是刻意製造散布的，所以消滅不了！

Chapter 6

排除疫苗毒害
及確診後之調養

刺突蛋白（spike protein）是冠狀病毒中最大的一種結構蛋白，就是病毒體表面突出的大結構，所以不管是感染過新冠病毒或打過疫苗，體內都會殘留刺突蛋白。

刺突蛋白的威脅人體健康，目前確定有幾方面的危害：

1. 損傷肺部細胞（包括肺泡、肺內皮細胞）
2. 損傷粒線體、DNA 結構，造成過剩自由基
3. 損傷心臟血管細胞
4. 增加血栓的風險
5. 損傷腦部細胞
6. 促進發炎
7. 抑制免疫力，身體快速老化、機能開始退化
8. 增加癌症風險

要排除刺突蛋白為害需去除過剩自由基，而體內要排掉毒素需先將毒素分解成小分子，此時需靠酵素才行。

此外下列物質也能排除刺突蛋白：

維生素 C、維生素 D、槲皮素、褪黑激素、鋅等，有助提升免疫力，幫助身體清除刺突蛋白。蒲公英葉萃取物、薑黃素、肉桂、魚腥草素、芹菜素、白藜蘆醇、茉莉花茶、黑胡椒、肉豆蔻植物萃取物等，這些植物萃取

物能夠幫助身體解毒。其中有一些成分，比如松針裡的莽草酸，具有抗氧化作用，可以降低體內氧化的自由基，發揮解毒的功效。此外還有酵素產品（綜合酵素、鳳梨酵素）、納豆激酶。

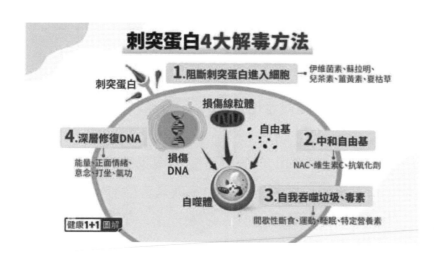

一、抗氧化、抗衰老方法可排除疫苗毒害

1. 抗老化與活性氧自由基

減肥壯陽與抗氧化（老化）這三種是有人類存在就一定暢銷的產品，而隨著文明的進步，抗老化一直是大家關心的話題，近年來，醫學界在針對疾病和老化的系列研究中，有了較新的發現，就是「自由基－抗氧化物質」理論，也因此使人們對於所謂的「抗氧化物質」產生極大興趣和盼望，積極的尋找這類的物質（例如維生素 C、E，β- 胡蘿蔔素，SOD 等），以達成對抗老化和疾病的目標。

（1）自由基與老化

老化是一種氧化現象，而氧化與過剩自由基（free radicals）有密切關係的。自由基就是「帶有一個單獨不成對的電子的原子、分子、或離子」，可能在人體的任何部位產生，例如粒線體是細胞內產生能量（進行氧化作用）的主要位置，因為是進行氧化作用的地方，所以也是產生自由基（過氧化物）的主要地點。事實上自然

界本就存在著各種原子分子，其中有些分子是穩定的，有些則不穩定，而所謂的"自由基"其實就是一種不穩定的分子，活性氧（active oxygen）自由基則是主要的自由基，自由基之所以不穩定，是因為它本身所含的電子數是奇數的，是以它只有以"掠奪"他人那個被掠奪的分子電子的方式，來使自己成為含有偶數電子的穩定分子，但本身的結構卻因而被破壞了，於是就形成另一個新的自由基，這個新自由基又再度為了自己的穩定而去掠奪其他分子的電子，如此之反覆連鎖，破壞仍一發不可收拾，這和原子分裂的連鎖反應是類似的，人體最小單位由分子和原子組成正與自由基息息相關。雖然關於自由基這種分子的結構與特色，科學家們在很久以前就已經瞭解了，但直到近年，才由於自由基與健康問題的高度相關，而漸為社會大眾所重視。

這些較活潑、帶有不成對電子的自由基性質不穩定，具有搶奪其他物質的電子，使自己原本不成對的電子變得成對（較穩定）的特性，而這些被拉取的往往是蛋白質、碳水化合物、醣類、脂肪等有益物質，進而破壞體內的細胞膜、蛋白質、核酸等，造成過氧化脂堆積，使人體有用的功能逐漸消失。而被搶走電子的物質也可能變得不穩定，可能再去搶奪其他物質的電子，於是產生一連串的連鎖反應，造成這些被搶奪的物質遭到破壞。人體的老化和疾病，極可能就是從這個時候開始的。許多慢性病與自由基有關，80%～90%的疾病是因自由基造成的，尤其是慢性病例如：癌症、腦中風、高血壓、血管硬化、糖尿病、關節炎、白內障、性無能、免疫功能失調、肝病、腎臟病、皮膚皺紋及黑斑雀斑、老年癡呆症、柏甘遜症等，而自由基的連鎖反應加速老化現象及疾病或是引發疾病，是為百病之源（因）。近年來位居十大死亡原因之首的癌症，主要原因便是氧化造成的自由基。

其實並不是所有的自由基都是有害的，例如一氧化氮（NO），它是人體自行產生、具有許多功能、且相當重要的物質，不過當它因為某些原因而產生過量時，也會產生危害，造成疾病。人體內的自由基由有許多種，有人體自行合成，具有重要功能的；或在新陳代謝過程中產生的；也有來自外界環境的。有些自由基相當活潑（通常是小分子量的物質），具有搶奪其他物質電子的特性，而分子量較大的自由基通常並不活躍，例如維生素 C、E 自由基，他們可以利用自身結構的特性來穩定不成對的電子，所以並不太會攻擊別的物質。

自由基的產生有由體內自己產生以及環境污染及飲食不當所引起者：如壓力、香菸、酒精、工廠、車子所排放之污染廢氣、酸雨、水污染、農藥、除草劑、洗潔劑、殺蟲劑、太陽光線之紫外線、接受大手術或組織器官缺血後再灌注血時、食用過氧化脂肪食品、X 光等放射線、過度運動、抗癌劑的投與等。

（2）人體內抗氧化物質

　　人體內有數種自行製造的抗氧化，是人體對抗過氧化物（自由基）的第一道防線，它們可以在過氧化物產生，即刻發揮作用，利用氧化還原作用將過氧化物轉換為毒害較低或無害的物質。包括超氧化歧化酶（Superoxide Dismutase，簡稱 SOD）、穀胱甘肽過氧化酶（Glutathione Peroxidase，簡稱 GSHP）、和過氧化氫酶（Catalase）。這些抗氧化並不是獨力完成氧化還原作用的，它們還需要某些礦物質才能發揮作用。不過值得特別注意的是：人體對這些礦物質的需要量並不高，雖然是必須的，但若是攝取過量時，反而可能發生中毒的現象，所以不可以補充過量。此外，人體抗氧化的產量會隨著年齡的增加而減少，因此需要其他抗氧化物質的協助才能避免自由基的傷害。

人體自行製造的抗氧化酶

抗氧化酶	存在位置	作用	輔助因子及其每日建議量	輔助因子主要食物來源
超氧化歧化酶（Superoxide Dismutase, 簡稱 SOD）	粒腺體細胞質	氧自由基 ↓ 雙氧水＋氧	鋅：女 - 12 毫克 男 - 15 毫克（最多不超過 50 毫克）銅：2 毫克	鋅：海產 / 肉類 / 肝臟 / 蛋 / 黃豆 / 花生 銅：肝臟 / 肉 / 魚 / 蝦 / 堅果類
穀胱甘肽過氧化酶（Glutathione Peroxidase, 簡稱 GSHP）	血液 肝臟 粒腺體 細胞質	雙氧水 ↓ 水＋氧	硒：女 - 55 微克 男 - 70 微克	海產 / 蔥 / 洋蔥 / 蒜
過氧化氫酶（Catalase）	人體的各種組織	氧自由基 ↓ 水＋氧	鐵：女 - 15 毫克 男 - 10 毫克（成人）	肉 / 魚

註一：只將作用以簡略的方式列出，並未詳列反應物、產物和莫耳數。

註二：資料來自中華民國每日營養素建議量表（RDNA,82 年）、美國每日營養素建議量表（RDA）。

（3）飲食中的抗氧化物質（Antioxidants）

在自然的飲食中，被稱為三大抗氧化物質的是維生素 E、維生素 C、和 β - 胡蘿蔔素。事實上還有其他許多物質也具有抗氧化的性質，只是到目前為止，似乎還沒有發現抗氧化效果超過這三種抗氧化物質的東西。

1. 維生素 C

維生素 C，又名抗壞血酸，是一種溶於水的物質，因此可以隨著血液和體液散布到身體的各個角落，而她的抗氧化能力也就伴隨臨到。維生素 C 可以直接與羥基自由基作用，然後產生不活躍的自由基產物，接著可以被代謝成草酸而排出體外。同時，維生素 C 還可以幫助已經與自由基作用過所產生的維生素 E 自由基，將她還原成維生素 E，此時的維生素 C 就像與羥基自由基作用一樣，可以在轉變成草酸後排出體外，如此一來，維生素 E 就恢復了原本抗氧化的功能。所以當維生素 C 充足時，可以達到雙重的抗氧化效果。

由於維生素 C 是水溶性的物質，過多時會排出體外，不能儲存，因此維生素 C 應該每日補充。由於過量會排出體外的特性，建議讀者在三正餐時多吃深綠、黃色蔬菜，並且吃富含維生素 C 的水果（如芭樂、柳丁、葡萄柚……等）。若要以維生素 C 片補充，則不要一次吃大劑量的維生素 C，最好將一天的份量分為數次服用，才可以達到最佳的抗氧化效果。

雖然衛生署提出維生素 C 的每日營養素建議量（RDNA）是每天 60 毫克，這是維持正常身體機能的最低量，若要達到抗氧化的保護作用，可能需要 1000 毫克以上的維生素 C。

2. 維生素 E

在美國，維生素 E 的銷售量僅次於維生素 C，也是一種良好的抗氧化物質，時常被用來添加在油脂中，以抑制不飽和脂肪酸的氧化作用。尤其是當人體的不飽和脂肪被氧化時，若是沒有被即時阻止，將會產生一連串的脂質過氧化連鎖反應，使脂肪產生聚合作用，當這些大分子的脂質聚合物沈積在血管壁時，便會使血管發生硬化或阻塞。維生素 E 主要分佈在細胞膜表面的磷脂質、血液中的脂蛋白（Lipoprotein）和腎上腺中，可以保護各類細胞的細胞膜不受傷害，維持正常功能（如白血球，與免疫能力有關）；保護富含脂質的組織（例如大腦等神經組織）免受自由基的侵害。

　　因為維生素 E 是脂溶性的，可以除存在體內，因此並不像維生素 C 一樣需要大量補充，只要維生素 C 的量充足，便可以將部份被氧化的維生素 E 還原，恢復功能。

　　在各項研究中指出：不同的狀況需要不同量的維生素 E，例如 400 單位（IU）才能達到保護心臟的目的；一般人維持健康的最低建議量約是 15~18 單位（或是 10~12mg α-TE，RDNA），而為了達到抗氧化等保護作用，需要每日 250 單位的維生素 E，若是吸煙者，則需要加倍的維生素 E。服用維生素 E 的最佳時機是每餐飯後，因為吸收需要脂肪的協助。

3. β-胡蘿蔔素

　　β-胡蘿蔔素是維生素 A 的前驅物質，不過維生素 A 並不像 β-胡蘿蔔素具有良好的抗氧化作用，且維生素 A 過量時可能會中毒，引起噁心、脫髮、骨頭酸痛、倦怠嗜睡，而孕婦服用過量的維生素 A 可能使胎兒畸型。

β - 胡蘿蔔素在人體內有二種抗氧化能力：

（1）可以與脂質過氧化自由基結合而中斷脂質過氧化連鎖反應。

（2）吸收氧氣因為光線照射（例如在眼睛）而變成的激發氧氣的過多能量，阻止氧化作用的進行。

　　β - 胡蘿蔔素的主要食物來源是深綠、黃色的蔬菜和藻類，其中以紅蘿蔔最具代表性。紅蘿蔔有保護眼睛的效果，不僅是因為 β - 胡蘿蔔素可以轉變成維生 A，對益於視網膜，也因為其中所含有的 β - 胡蘿蔔素可以消除自由基，可以使眼睛免於形成白內障危機。而且攝取過多 β - 胡蘿蔔素時並沒有中毒之虞，除了長期大量攝取時（每天吃七、八條紅蘿蔔，持續三個月以上）會使皮膚變黃外，並沒有其他問題。

（4）其他物質

　　在天然的食物中，各類的蔬菜和水果是最佳的抗老化（氧化）的選擇。通常含有一些自然的植物化學成份（Phytochemicals），例如黃酮類（Flavonoids）、吲哚類（Indoles）物質、金雀異黃素（genistein）、番茄紅素（Lycopene）等。

目前對於自由基和抗氧化物質與老化和疾病的關係已經有一些了解，但是實際在面對老化和疾病時，仍然要記得：這些作法必須建立在均衡和充足的日常飲食上，才能發揮最大的功效。而有許多未解的疑問，只期待在不久的未來，醫學界可以對這些問題有更突破性的發展，使人類健康長壽的夢想可以實現。

表各種抗氧化物質的成份、來源與效用

名稱	作用	最佳食物來源
維生素 C （Ascorbic Acid）	與羥基自由基作用、還原維生素 E 自由基	芭樂、奇異果、木瓜、柳橙、葡萄柚、青椒、花椰菜
維生素 E （α-Tocopherol）	阻止脂質過氧化連鎖反應	葵花子油、紅花油、玉米油黃豆油、小麥胚芽、杏仁
β-胡蘿蔔素 （β-Carotene）	中斷脂質過氧化連鎖反應、吸收激發氧的過多能量	深綠色蔬菜，如胡蘿蔔、甜蕃薯、番茄、木瓜、紅肉李
黃酮類（Flavonoids）	預防動脈硬化	鮮黃色蔬菜，如蘋果、香瓜、蔥、紅酒
吲哚類 （Indoles）	抵抗肺癌、大腸癌	十字花科蔬菜，如花椰菜、青花菜、大白菜、高麗菜、芽甘藍、芥菜
番茄紅素 （Lycopene）	去除氧自由基	番茄、西瓜、櫻桃、李子

二、酵素排除疫苗毒害

1. 酵素知多少

　　酵素是維繫生命的關鍵，酵素是在所有活的動、植物及微生物體內均存在的物質，是維持身體正常功能、消化食物、修復組織等必須的。

　　「新陳代謝」是人體每天都要進行的生理作用，此一生化現象簡單來說就是指細胞對「新鮮」營養素吸收，與「陳舊」廢物排泄的過程。在新陳代謝過程中，有一個重要的催生者，那就是「酵素系統」。生命的存在，是藉著體內成千上百種代謝反應，不斷地運作而維繫著。當新陳代謝系統發生問題時，人體就會感覺到不舒服、疲倦。

　　每一項新陳代謝都有專屬的酵素，因應各項新陳代謝的需求，人體內的酵素亦有成千上百種。酵素對溫度極為敏感，當人體發燒、體溫上升時，酵素系統會受到波及甚至停頓，使人體呈現疲倦、身體有氣無力的反應，嚴重者甚至連意識都會變得模糊起來。

酵素是在所有活著的動、植物及微生物體內均存在的物質，是維持身體正常功能、消化食物、修復組織等所必須的。酵素是由蛋白質構成，其基本成分是氨基酸，它們幾乎參與了所有的身體活動，目前已知的酵素有數千種以上。即使人體內有足量的維生素、礦物質、水分及蛋白質、碳水化合物（醣類）等，但沒有酵素，仍無法維持生命。科學家目前尚無法利用人工合成來製造與生物體內相關酵素。

酵素的功能：

（1）體內的清道夫

人體必需的三大營養素若不當攝取，便會累積在體內，加上排便不正常或是有經常性便秘的話，則形成宿便，亦引發多種疾病。

例如蛋白質是健康不可或缺的，卻也足以摧毀健康。適量蛋白質能夠讓細胞運作順利，但是，若毫無節制攝取蛋白質，卻會破壞細胞，造成疾病。蛋白質進入人體，首先在腸胃局部被分解為分子較小的多胜（蛋白質分解物，通常只有固定長度者，如六胜肽就是其一例）及更小的蛋白腺（Peptone，蛋白質分解成小分子產物總稱語）。大部分蛋白質在小腸進行分解，胰臟酵素進一步將蛋白質消化成胜肽及胺基酸。儘管蛋白質能夠產生能量，但為了消化蛋白質，身體卻必須耗費更多能量，還得處理遺留下來的性灰分。換句話說，蛋白質是一種能量源，所製造的能量比消耗的更少。而這類體內多餘廢物與宿便要排出體外，唯有靠酵素分解成更小分子，所以說酵素是人體內最佳的清道夫。

生物體內所有細胞的活動都要依靠酵素，所有新陳代謝的過程也都需要酵素全程參與，一旦有毒性物質產生或侵入，必由酵素挺身而出，先行分解，人體才能排出毒物。

（2）消炎作用

此作用是改善體質的功能之一。發炎是指細胞某部位受破壞損傷，病菌就開始生長繁殖。發炎並不能全靠酵素來治療，酵素只是扮演搬運白血球、增進白血球功能，並提升抵抗力給損傷的細胞的作用，基本上發炎仍要靠病人本身的抵抗力才能真正治療。那些常被稱為效藥的抗生素雖能殺死病菌，但卻無法使細胞再生。

酵素能誘發、強化白血球的抗菌功能，並清除入侵的病菌與化膿物，所以對發炎部位有著相當大的助益。酵素對許多發炎性疾病有良好效果，如胃潰瘍、十二指腸潰瘍、大腸潰瘍等。胃潰瘍病因很多，有些是胃部受傷引起發炎，另有幽門螺旋桿菌引起等。外科治療法，只要切除患處就完成任務了。內科治療先用鎮痛劑止痛，再用制酸劑緩和胃的酸度，可使發炎不再蔓延，增強免疫力，以身體的力量自然治療，不過這樣很難治好病，並且是消極的方法。酵素療法比內科療法更為積極。酵素對發炎的細胞有強大的抗炎效果，逐漸分解發炎所產生的物質，再分解病菌發炎所形成的廢物。除了很強的直接作用外，也有間接作用。酵素有促使細胞復活的功能及解毒能力。

（3）抗菌作用

　　人體在利用白血球殺菌的同時，體內的酵素也發揮作用，一方面會把體內的病菌殺死，另一方面，還能促使細胞增生，達到根本治療的目的。由於病原菌，如細菌、病毒或黴菌等細胞組成成分主要是蛋白質及糖類等，在綜合各種不同功能的酵素聯合作用下，通常可達抗菌，甚至殺滅病菌的目的。

（4）分解作用

酵素可以説明人體組織細胞分解、代謝，排除患處或局部組織器官所殘留的二氧化碳、外來異物、細菌病毒，以及人體代謝廢物等，使身體恢復正常狀態。

尿酸的產生是蛋白質成分的氨基酸在缺氧下未經氧化所形成的，尿酸過高會造成關節疼痛，甚至痛風。禁食高嘌呤（核酸）的食物，如豆類、肉類等製品，並非減少尿酸的唯一方法，體內若有充足的酵素，即可加強氧與二氧化碳的新陳代謝，使尿酸的形成減少。

葡萄糖在缺氧情況下，體內乳酸未能完全氧化而產生酸性代謝物，使大腸蠕動減慢而滯留，造成便秘或排便困難，以致糞便中的蛋白質被細菌分解。人體內若有充足的酵素，可以調整血液組織酸城平衡，並促使大腸蠕動，幫助排便，排除毒素，從而使乳酸及氨量減少。

人體內乳酸堆積過多時，會造成身體疲倦、肌肉酸痛；氨濃度太高，會引起精神疲勞、打哈欠，甚至心煩焦慮。

（5）淨化血液

酵素能分解並排除血液中因不當飲食、環境污染等所產生的毒素及有害膽固醇、血脂，暢通血管，淨化血液，恢復血管彈性並促進血液迴圈，使肩膀不再酸痛，禿頭或揮鞭式損傷也得以改善等。酵素輔助體內所有的功能。在水解反應中，消化酵素分解食物顆粒，並貯存於肝或肌肉中，這些貯存的量稍後會在必要時，通過酵素轉化給身體使用，以建造新的肌肉組織、神經細胞、骨骼、皮膚或腺體組織。例如，有一種酵素能轉化飲食中的磷為骨骼。

此外，酵素還分解有毒的過氧化氫，並將健康的氧氣從中釋放出來；使鐵質集中於血液，幫助血液凝固，以利止血；促進氧化作用，製造能量；催化尿素的形成，經由尿液排出氨化物；協助結腸、腎、肺、皮膚等將有毒廢物轉變成容易排出體外的形式以保護血液。

（6）促進細胞新生

酵素能促進正常細胞增生及受損細胞再生，使細胞恢復健康，肌膚富有彈性。

（7）酵素增強免疫力，發揮強力排毒作用

現代醫學課題已由過去的病毒性疾病轉移到免疫機能有關的疾病了。所謂免疫機能，就是一種具有排除由體外侵入的異物、病原體，或者在體內產生的異物、病原體之功能，擔任這一任務的主要角色就是白血球，具體而言就是嗜中性白血球、巨噬細胞、T 細胞以及 B 細胞等。由體外入侵的異物（抗原）進入人體時，嗜中性白血球細以及巨噬細胞會首先迎戰，尤其當巨噬細胞吞下細菌時，訊息立即傳到 T 輔助細胞，T 輔助細胞就會命令 B 細胞製造破壞此一異物的抗體，以消滅這些不速之客。人體也有所謂的 T 抑制細胞，能夠避免抗原抗體製造太多，維持均衡的抗體生產。免疫機能是非常精巧的，一旦免疫系統出了問題，就導致免疫力降低，危害生命。癌症患者在服用酵素產品後，症狀有明顯改善，甚至好轉，主要是由於酵素能分解癌細胞，間接藉由提升免疫力達治療功效，並有抑制腫瘤繼續生長或轉移的作用。

酵素具有增強免疫力的作用，可以促進人體自然殺手細胞與巨噬細胞的功能及作用，能夠激發細胞製造具免疫功能的生化因數。

2. 鳳梨酵素

鳳梨又叫波蘿，原產地為巴西，是熱帶水果的一種，形狀為圓筒形，果實肉呈黃或白色，多汁甘酸具特有芳香。自古以來，老祖宗就告訴我們，鳳梨很利。相信大家都有過這種經驗，鳳梨吃多時嘴巴會破、不舒服。事實上，這是因為鳳梨中富含蛋白分解酵素的緣故。

鳳梨中的酵素主要由莖中所抽取，所以稱為鳳梨莖酵素（Stem Bromelian），過去台灣鳳梨酵素的生產曾是全球第一，時值 1970 年代適逢著者求學階段，恰好也加入這股酵素研究陣營，可說是台灣探討酵素的先驅，著者便曾因研究酵素而獲得教育部科技發明獎。

鳳梨中含有豐富的蛋白酶，這是其主要酵素，另外還含有磷酸酶、過氧化酶等。鳳梨酵素在醫學臨床上有許多功能，如抗發炎、改善關節與肌肉傷害、清除傷口壞死組織、降低關節發炎病痛、改善消化道及呼吸道功能等。另外近年來的研究還發現，其有增強免疫力及抑制癌細胞生長等功效。由於台灣的法規中限制食品不能強調療效，所以市售的食品級酵素都不能陳述醫學功效。但事實就是事實，站在學術立場我們不得不討論其醫學上療效，政府的駝鳥心態及落後法規實在應修改，否則台灣生物技術發展必大受影響。鳳梨除含有酵素外，其可食用部分以一百公克來計算的話，熱能為 51 大卡，水分有 85.5 公克左右，蛋白質 0.6 公克，脂質 0.1 公克，醣類為 13.4 公克，鉀為 150 毫克，鈣有 10 毫克，鎂 14 毫克，磷 9 毫克，鐵鋅銅錳及鈉均是微量。維生素 A（胡蘿蔔素）有 30 微克，維生素 C 含量豐富，有 27 毫克，其他維生素較少，食物總纖維量有 1.5 公克。

因此，萃取綜合天然植物酵素，鳳梨可說是相當重要的原料，除了抽出鳳梨酵素外，其他營養成分也會一併取得。

3. 自行製作酵素

DIY 由蔬果中所抽取的酵素成份主要是果汁，但由於經由發酵程序所以也有微生物菌體與酵素，說是過期的果汁是言過其實，但在此必需提醒的是，自製酵素與優格，酸奶一樣，製作涉及專業，萬一製作過程有雜菌污染而有害身體則得不償失，所以仍以購買專業人士與公司生產的為上策。

酵素可以自行製作，做酵素的材料要新鮮，而且要提早兩天買回來洗乾淨，自然晾乾，但不要放進冰箱。所用的砧板、刀和玻璃瓶一定要做酵素專用的，用前洗乾淨，抹到很乾，千萬不要沾到水分或油。在切水果或蔬菜時要淨心，將身體能量提升，以正向能量心情製作，幾個人一起做酵素，會因每個人不同的心情，影響酵素產生不同的效果。

五天，瓶蓋不要蓋緊，這些做法都是為了讓發酵的氣體逸出，否則可能會「爆蓋」。可以用布蓋住瓶蓋，儘量避免受到外在的污染。過了四、五天打開蓋子來看，注意有沒有黑點，有沒有蒼蠅卵在瓶蓋內等，如果沒有任何問題，才把蓋子轉緊，外面用紗布包住，再放三十到四十天，就可食用。

製作時原則上不宜加水，才能作出濃純酵素液，加水發酵製作亦可，但除非發酵完全，否則品質較差，加水製作酵素情況，會有大量氣體冒出，甚至將瓶上塑膠布都凸出鼓起。

酵素置於陰涼處，不可放進冰箱，以免沾到寒氣和水分，會發霉。酵素製作完成後可經常飲用，不限每天次數,腸胃好的人可在空腹喝(效果最佳),若腸胃較弱可在飯後喝,飲用時可以不加稀釋,也可依個人喜好稀釋後再喝。

　　酵素看起來容易做,其實變數很多,不一定成功,尤其是初學者,難免忽略小處,導致心血泡湯,。水果中都有豐富的酵素,可自行 DIY 製作,但最初製作時以單一水果開始,較易成功;水果中常見又含多量酵素的是鳳梨與木瓜。產品酵素用玻璃容器裝瓶,放室溫陰涼處,可放一年左右,飲用時若稀釋喝的話則應放置冰箱中冷藏,並在當天喝完,自製酵素後的鳳梨原料可收集後放冰箱冷藏,當水果吃,有益健康,可貯存半年左右。

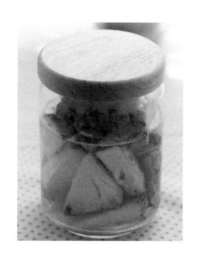

鳳梨酵素 DIY

在天然植物酵素中，鳳梨可說是相當重要的原料，除了抽出鳳梨酵素外，其他營養成分也會一併取得。

容器
① 乾淨玻璃罐（如製作原料十公斤約要四十五公升的容器，約 4-5 倍大）
② 乾淨大平盤（塑膠製便可，盤中有瀝水孔洞才行）

材料 鳳梨與冰糖的比例約 2：1
① 有機栽種鳳梨（共重約十公斤）
② 褐色冰糖（約五公斤）砂糖亦可（最好是紅糖或黃砂糖）
③ 純釀造米醋一瓶（約 500CC）

製作方法
① 先將鳳梨洗淨後放在大平盤，上覆乾淨紗布，讓鳳梨充分瀝乾。
（要用過濾的清淨水，不可用自來水，雙手與容器均要保持潔淨）

② 玻璃罐洗淨並用沸水燙過或在沸水中煮過滅菌後取出，罐口朝下，讓水分完全瀝乾。

③ 雙手洗淨，將鳳梨連皮切片與褐色冰糖，交叉一層又一層置入玻璃罐（一層鳳梨、一層褐色冰糖，再一層食材直到冰糖用完），加入一瓶純米醋，然後加蓋，但不可蓋太緊，以免氣爆，手戴乾淨的塑膠手套，每天將罐中材料充分攪拌（連續攪拌一週便可），頭幾天鳳梨會因發酵產生汁液，更由於有氣體而浮於液面，三週後瓶蓋蓋緊時間屆滿時（夏天一個月，冬天三個月），不見有任何氣體產生，原料表面有些有些許如脫水產生皺摺時，便可用乾淨（經沸水燙過並瀝乾）的濾網與勺子，將酵素液濾出產品。

4. 納豆與納豆激酶

預防醫學的具體做法是要由改變飲食習慣開始，以血管栓塞來說，日本傳統發酵食品—納豆便是最佳食品，因納豆中含有血栓分解酵素—納豆激酶（nattokinase）。而近代生物技術已可由納豆中抽取納豆激酶，濃縮加工再強化其功效，可說是最有效預防及去除血栓的方法。

納豆是日本的傳統發酵食品，但事實上許多傳統發酵食品都源自古中國，如醬油是南宋覺心和尚傳到日本的。味噌也是古中國和尚發明的，味噌的「噌」係由「僧」字偏旁改為「口」偏旁，即意指和尚吃的東西。

中國古書《和漢三才圖會》中記載著：「納豆由中國秦漢以來開始製作」。納豆源於古代的「豆豉」（台語叫「陰豉」），當時叫做「幽菽」，「菽」是古代大豆的稱呼。依《中國化學史》中所記載：幽菽是將大豆煮熟後，經過幽閉發酵而製成的。此與大豆及小麥製造醬油有極密切關連，都是古代人的高智慧結晶。幽菽一名後來即改稱為豆豉。豆豉在古代中國是做為中藥的一種，由於係來自大豆發酵的產品，所以可說是藥食兼用品。許多中藥配方中也都含有豆豉成分。

依李時珍《本草綱目》記載：豆豉有開胃增食、消食化滯、發汗解表、除煩平喘、袪風散風、治水土不服、解山嵐瘴氣等功效。

納豆由古中國傳至日本後，原本只在寺廟中流通，一直到公元 1600 年左右（約為江戶時代），納豆才開始普及，尤其在關東地區，幾乎人人每天都必食用納豆。納豆中含有許多有益健康的成分，所以延至今日，全球人士已認為納豆是最具日本民族特色的飲食文化，而且很有可能納豆就是日本人長壽的重要原因。

以大豆為原料發酵製成的納豆有兩種。一種叫「絲引納豆」，此類產品黏度很高，豆上布滿絲狀物，故名。另一種納豆產品不具黏絲成分，卻具有鹽分味道，叫「鹽辛納豆」。這兩種都是日本傳統大豆食品，也是主要蛋白質來源。且此兩種產品都來自古中國，但在製造方法上有些不同，營養價值也有差異。

大豆蒸煮後放於室內，室內平鋪稻草，大豆即置於上，經過三天麴菌長滿大豆（目前生產則是添加麴菌菌種），麴菌長後成為大豆麴。此時大豆中的蛋白質被麴菌中的蛋白質分解酵素分解，生成具鮮味的胺基酸。接著將大豆麴放進鹽水中浸泡，再經過 3 ～ 4 個月發酵與熟成。此期間的發酵菌種主要為耐鹽性乳酸菌，乳酸菌將酸味附上大豆，為其特色，由於含有乳酸故也容易保存。之後再將大豆拿出，平鋪風乾後即得鹽辛納豆產品。

鹽辛納豆含有豐富蛋白質、胺基酸、維生素等，營養價值極高。除了有鹽味及濃厚酸味外，鹽辛納豆也有特殊香氣，形成一種複雜的味道，當然也有一些大豆青臭味及發酵臭味。一般鹽辛納豆可直接做為下酒菜食用，也可夾在羊羹或饅頭中，或者在飲茶時一併食用。經由納豆菌發酵之後，大豆中會產生具有特殊風味的有機酸，如丙酸（propioric acid）、丁酸（butyric acid）、戊酸（valerianic acid）、己酸（caproic acid）以及正辛酸（caprylic acid）等。此外，還會產生納豆特有風味的特徵成分，即所謂納豆味道的四甲基吡嗪啶（tetramethylpyracin）。

納豆菌（Bacillus subtilis natto）係枯草桿菌之一亞種，是可以發酵分解大豆以製成納豆之細菌。納豆菌本身非常穩定，能有效進入腸道作用，其除了本身能對腸道功能進行正面作用之外，亦能有效抑制大腸桿菌群（尤其是 0111、0144、0157 等類），且還有促進腸道乳酸菌生長之作用。日本人便長期以納豆來佐食保健，但是由於其獨特的氣味及口感，並非人人皆能接受，故雖然納豆的好處頻頻被報導，但依然不甚普及。且食用納豆還有必須冷藏及儘速食用等保存不便之問題，故健康食品界便發展出易於服用及保存的納豆萃取物及納豆菌粉等產品，提供消費者一項保健新選擇。

納豆菌最早是在 1905 年由日本東京大學的澤村教授從納豆中純粹分離出來，並將該菌株命名為 Bacillus natto Sawamura。之後在 1946 年又經美國 Smith 等人的研究，認為納豆菌應屬於枯草桿菌（Bacillus subtilis）的類緣菌（亞種），因此在分類上從 Bergey's Mannual of DeterminativeBacteriology 等 6 版起，便將納豆菌歸屬於枯草桿菌中。不過，由於納豆菌不會產生毒素，對人體也無害，所以是一種安全性極高的食用工業菌株。

1930 年代北海道大學首度將純種培養的納豆菌（Bacillus natto No.1）應用在納豆工業生產，此後各家公司使用納豆菌均有各自特色，有些公司並進行納豆菌種改良，以提高產量、降低成本、增強產品有效性。例如，使用 Bacillus natto 與 Bacillus megaterium 進行細胞融合（protoplast fusion），成為新型納豆菌種，能大量生產含有維生素 B12，以刺激骨髓紅血球增生（增血）的納豆。也有利用亞硝基胍（N-methyl-N´-nitro-N-nitrosoguanidine,NTG）處理宮城野納豆菌（B.natto Miyagino），篩選出經過長時間發酵後，氨氣產生量較低的人工變異株，以生產「無臭納豆」供應日本關西地區。

納豆對於一些病原菌有抑制及致死效果：沙門氏桿菌（Salmonella typhi）、痢疾志賀氏菌（Shigella dysenteriae）、弗氏志賀氏菌（Shigella flexneri）、索氏志賀氏菌（Shigella sonnei）、金黃色葡萄球菌（Staphylococcus aureus）及某些大腸桿菌群等。納豆激酶可以耐唾液、膽汁及胃酸的攻擊，所以能夠有效到達腸道進行作用，此項優勢遠優於其他益生菌（乳酸菌、酵母菌等）。

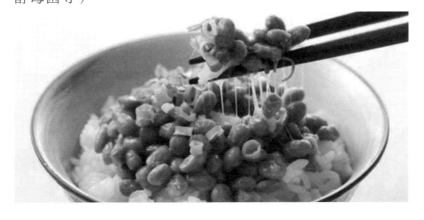

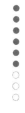

三、小兵立大功：抗病毒神藥 - 伊維菌素

伊維菌素（ivermectin）是一種蛋白酶抑制劑（protease inhibitor），也是在疫情期間爆紅的抗病毒神藥。

1. 蛋白酶抑制劑

蛋白酶即蛋白質分解酵素，是催化（加速）蛋白質分解成較小的多肽或氨基酸的水解酶的通用語，吃了牛排不長牛排長出人排是因蛋白酶將牛排分解成氨基酸，再組成人的蛋白質。蛋白酶參與許多生物學功能，包括攝入蛋白質的消化、蛋白質分解代謝（即舊蛋白質的分解）以及細胞信號傳導。

在沒有蛋白酶的情況下，蛋白質水解是一個非常緩慢的反應，需要數百年的時間。蛋白酶存在於所有生命形式中，包括植物、動物、細菌、古細菌和病毒。不同類別的蛋白酶可以通過完全不同的催化機制進行相同的反應。很多植物富含蛋白酶，木瓜果肉中含有木瓜蛋白酶，可用作肉類改良劑（軟化劑）。鳳梨果肉中含有蛋白酶即鳳梨酵素（bromelain），大量食用會導致嘴唇出血和舌頭麻木。生薑根部含有薑黃素（zingibain），用作牛奶凝固劑。無花果果肉中含有無花果蛋白酶（ficin）。奇異果果肉中含有奇異果酶（actinidin）。

蛋白酶在動物體中用於各種代謝過程，食物中的蛋白質可被胃分泌的酸性蛋白酶（如胃蛋白酶）和十二指腸中存在的絲氨酸蛋白酶（胰蛋白酶和胰凝乳蛋白酶）消化。

血液和血清中的蛋白酶（凝血酶、纖溶酶等）在血液凝固、血栓溶解和免疫系統的正常運作中有重要作用。其他蛋白酶（彈性蛋白酶、組織蛋白酶 G）存在於白血球中，並在代謝調節中發揮多種不同作用。一些蛇毒還含有蛋白酶，例如銅頭蛇血毒素，會干擾受害者的血液凝固，蛋白酶決定其他發揮重要生理作用的蛋白質的壽命，例如激素、抗體或其他酶。

細菌分泌蛋白酶來水解蛋白質的胜肽鍵，將蛋白質分解成氨基酸。

在蛋白質循環中，細菌和真菌蛋白酶對全球碳和氮循環特別重要，並且此類活動往往受這些生物體中營養信號的調節。在全球微生物群落上觀察到土壤中存在的數千種蛋白酶活性的營養控制的淨效應，因為蛋白質會因碳、氮或硫限制而分解。

分泌的細菌蛋白酶也可以充當外毒素，並且可以是細菌病因學致病因子的一個例子（例如，金黃色葡萄球菌外毒素）。細菌外毒素蛋白酶可破壞細胞外結構。納豆桿菌含有納豆激酶，可溶解纖維蛋白（血塊的主要成分）。

一些病毒基因組編碼是種大分子蛋白，需要蛋白酶將其切割成功能單元（例如，C型肝炎病毒和小核糖核酸病毒）。這些蛋白酶具有高度特異性，只能切割一組非常有限的序列，因此，這些蛋白酶是蛋白酶抑制劑的結合對象。

消化蛋白酶是許多洗衣洗滌劑中使用的成分（酵素洗衣粉），並廣泛用作烘焙行業的麵團改良劑。多種蛋白酶因其天然功能（例如，控制血液凝固）或完全人工功能（例如，可定點破壞致病蛋白）而應用在醫學上。蛋白酶抑制劑是干擾蛋白酶作用物質的總稱，廣泛存在於動物、植物、微生物等中，通常來源於天然生物體，但也有人工合成的胜肽等作為藥物。大多數是多肽，相對較小的蛋白質或糖蛋白，分子量約為 5,000 至 20,000 至 30,000。在動物中，已知它們參與血液凝固等廣泛生理功能的調節，在植物生物防禦中發揮作用。

蛋白酶的活性受到蛋白酶抑制劑的抑制。蛋白酶抑制劑的一個例子是絲氨酸蛋白酶抑制超家族，包括 α1-抗胰蛋白酶（保護身體免受自身炎症蛋白酶的過度作用）、α1-抗胰凝乳蛋白酶（作用類似）、C1-抑制劑（保護身體免受過度蛋白酶誘導的補體系統激活），抗凝血酶（保護身體免受自身過度凝血），纖溶酶原激活物抑制劑 1（其自身蛋白酶誘導的纖維蛋白溶解），透過阻斷保護身體免受凝血不足和神經絲氨酸蛋白酶抑制劑。

常見含有蛋白酶抑制劑的食物有兩種：一是所有豆類，含有胰蛋白酶抑制劑，生大豆對包括人類在內的許多動物都是有毒的；二是生雞蛋，含有抗酶蛋白質，能使雞蛋內其他蛋白質不能與消化道的蛋白酶接觸，影響蛋白質的吸收。如果長期生食豆類或生雞蛋，就會引起蛋白質營養不良症，表現為皮膚粗糙、彈性差，毛髮稀疏、變色，表皮產生有色斑點等。

2. 抑制病毒的伊維菌素

伊維菌素起源於 1970 年代，是由日本的大村智教授發現的，他從日本各地收集了數千份的土壤樣本，從中分離出一種新的鏈黴菌，經由培養和發酵，發現能夠產生一種新的化合物，當時稱為阿維菌素，也就是伊維菌素的前身。隨後他和默沙東（默克）藥廠（Merck Sharp & Dohme，MSD）的研發團隊建立了長期的合作關係，並把阿維菌素修改為更加安全且有效的伊維菌素。伊維菌素是一種肌肉鬆弛劑，可使寄生蟲感覺無力並被排出體外，全世界每年大約有 2.5 億人在服用伊維菌素這款老藥，它在保護熱帶貧窮地區人口方面有不可取代的貢獻，伊維菌素作為鏈黴菌發酵的副產品，能夠餵養腸道益生菌的雙歧桿菌，伊維菌素不會殺滅腸道益生菌，反而會餵養益生菌，增強免疫力，所以，伊維菌素不是抗生素。

伊維菌素原本有哪些效果？

伊維菌素

原本用途 ----- 後來研究發現

抗寄生蟲　　　　　　抗病毒　　抗炎

　　大村智領諾貝爾獎時，曾經說過：「大自然的微生物不會產生無用的代謝物，而我們人類對這些微生物所帶來的用處，實際上是知之甚少的。」所以在新冠疫情爆發之前，醫學界已經對伊維菌素做了大量研究，發現它除了抗寄生蟲之外，還有抗病毒、抗發炎的效果。

　　新冠疫情爆發的速度太快，給全球造成了極大傷害，要在短時間內從零開始研發新的化合物來對抗病毒，幾乎是不可能的事情。所以，人們採取老藥新用的思路，將很多現有藥物拿出來嘗試，看它們有沒有對抗新冠病毒的效果。

　　於是，科學家們想到了伊維菌素。

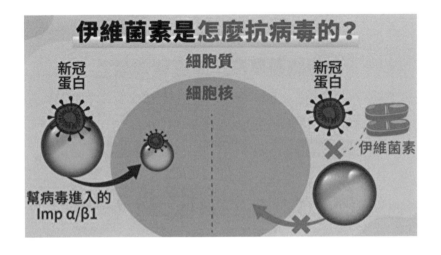

當病毒入侵人體細胞之後，細胞質內有一個叫輸入蛋白（importin，Imp）的物質，會把病毒的蛋白質運到細胞核裡，讓病毒複製，病毒就能夠在人體內不斷的複製、感染、傳播。伊維菌素是蛋白酶抑制劑能阻斷 Imp 和病毒蛋白之間的結合作用，所以病毒的蛋白質就不會被運送進細胞核，就阻斷了病毒的複製環節。根據醫學期刊《抗病毒研究》（Antiviral Research）的體外研究，被新冠病毒感染的非洲綠猴腎細胞模型中加入伊維菌素 2 天後，細胞內的病毒量下降到了原先的 0.001％，進一步發現，伊維菌素達到一定濃度，對新冠病毒有更強的抑制效果。

　　醫學期刊《葡萄球菌》（Cureus Journal of Medical Science）有一篇論文，在巴西的伊塔雅伊城市實施研究，目的在於評估伊維菌素預防新冠感染的效果及相關的影響。在 2020 年的 7 ～ 12 月針對伊塔雅伊的 22.3 萬居民進行醫療隨訪，並收集人口、年齡、性別，還有居民病情以及醫療信息等相關的情況。

　　研究最後的統計共納入 15.9 萬名居民，其中 11.4 萬人預防性使用伊維菌素，服用方法是每 15 天服用 2 天，劑量為 0.2 毫克，而另外 4.6 萬人則不服用伊維菌素。

結果顯示，整體的感染率減少了 44％，住院率減少了 56％，致死率減少了 68％，也就是說，使用伊維菌素可以顯著降低新冠感染率、住院率和致死率。

伊維菌素從被提出用作新冠治療藥物以來，就一直受到許多爭議。主要原因為體外研究的藥物濃度較高，目前尚無 FDA 認可的隨機對照雙盲試驗結果正式發表，有獸用藥物，擔心安全性。

現有的科學證據足以支持使用伊維菌素可以預防高風險接觸者感染新冠病毒，有效治療新冠病毒感染，且早期治療的效果優於晚期治療，可以大幅度減少新冠患者死亡率，顯著減少新冠患者病毒載量，並且具有良好的安全性。

抗生素期刊（The Journal of Antibiotics）曾報導伊維菌素具有 20 個不同的作用機轉，多目標攻擊新冠病毒，如：阻止病毒進入細胞、抑制病毒複製及組裝等，並有多重防護功能，如維護細胞正常防衛反應、防止過度免疫反應，具有全方位的防衛與攻擊效果，這就是可以有效預防與消滅變種病毒的原因。且對各種變種病毒的臨床療效在印度、祕魯、巴西皆已被證實。

日本兵庫縣醫師長尾和宏使用日本人發明的伊維菌素治好超過 400 人，沒有一位死亡，佛羅里達州醫生以人類服用的伊維菌素成功治癒數千名新冠患者，現在有八十多個國家的臨床實驗進行中有些已經有了結果都是證明有效且令人欣喜的結果。

3. 伊維菌素在防癌、抗癌的曙光

癌細胞是異常的細胞，會長大，甚至轉移，因為癌細胞中 DNA 是異常 DNA，可以說是非人類 DNA，所以造成會異常長大，且隨著血液俗稱轉移其他部位。疫情期間巴西、秘魯、印度疫情因伊維菌素的使用而降低，癌症人數也減少。

癌症是一團過度生長的細胞群，不遵守正常細胞的生長規律，因此長到一定程度後，還會繼續生長而形成腫塊，並壓迫附近的組織而造成症狀。

雖然有些良性的腫瘤，也會長得很大，但是它不會發生轉移，因此癌症（也就是惡性腫瘤）的另一個特徵，就是會到處轉移，因這種轉移而無法根治，最後導致死亡。在台灣，癌症連續蟬聯十大死因之首，且平均每 6

分 56 秒就有一人被診斷為癌症。最新「預防致癌感染病」報告指出，其中大約有 20% 的病例歸因於病毒或細菌感染，而這些感染會直接引發或是增加罹患癌症的風險，包括九種病毒或細菌和癌症發生有關：B 型肝炎病毒及 C 型肝炎病毒所引起的肝癌、愛滋病毒（HPV）引起的子宮頸癌及卡波西氏肉瘤（皮膚、血管多部位）、人類泡疹病毒第四型（EBV）引起的淋巴癌、幽門桿菌引起的胃癌、肝吸蟲引起的膽管癌、血吸蟲引起的膀胱癌、以及第一型人類 T 細胞白血病病毒所引起的成人 T 細胞白血病。

伊維菌素具有抗病毒及抗癌特性，主要和蛋白酶（酵素）有關，蛋白酶人體很多，如吃下肉需蛋白酶分解成氨基酸才能吸收。

病毒要進入細胞需與血管緊張肽轉化酶（蛋白酶的一種）結合才行，而伊維菌素是蛋白酶抑制劑可阻止病毒進入細胞，所以冠狀病毒或其他病毒引起的疾病都有效，某些細菌引起的疾病也有效，病毒或細菌感染相關癌症當然有效。對於非病毒或細菌感染相關癌症也有效，原理是在較高劑量下，伊維菌素可以使蛋白激酶 PAK1（也是蛋白酶的一種）失去活性，阻斷癌細胞生長及轉移，PAK-1 激酶是超過 70％的人類癌症（例如胰腺癌，結腸癌，乳腺癌和攝護腺癌以及神經纖維瘤病）的生長所必需的。所以伊維菌素對 70～80％癌症是有效的，對防癌、抗癌的未來帶來曙光。伊維菌素因為「一種藥物，多種用途」，曾被《自然》雜誌集團旗下的《抗生素期刊》稱為「神奇藥物」（wonder drug）。

伊維菌素在台灣只有少數特定醫院門診才有，而且用的是較貴原廠生產的，目前伊維菌素是學名藥（無專利權保護），每家藥廠都可以做，很便宜，如普遍使用伊維菌素，擋大藥廠財路，政府當然不開放。

美國衛生機構體系和過去 50 年的政策是製藥業和公共衛生機構緊密勾結，導致其策略反覆將製藥業的利益凌駕於美國公民的福利之上。

製藥業對衛生機構及財務上的控制，多數主要媒體、社交媒體和醫學期刊也被控制住，這使他們能夠壓制或是扭曲訊息，打壓低價但專利已過的藥品，這場戰爭已經持續幾十年了，關於重新審視舊藥的持久戰中，政策一直以來的目標是維護新藥市場，有利於新的、有專利的、發橫財的，但幾乎未經測試的有毒藥物，這腐敗的狀況在新冠抗疫中達到巔峰！業界行為很荒謬、下流，簡直是一場罪行。

他們對老藥新用進行的虛假訊息，帶來的影響可以構成反人類罪！因為考慮到全球發病率、死亡率、社會效益、社會經濟和自由損失，如果真實的訊息被廣泛宣傳，這些災難本來都是可以避免的！

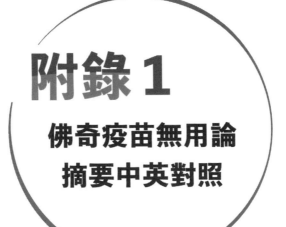

附錄 1

佛奇疫苗無用論
摘要中英對照

Cell Host Microbe. 2023 Jan 11; 31（1）： 146－157.
Published online 2023 Jan 11

Rethinking next-generation vaccines for coronaviruses, influenzaviruses, and other respiratory viruses

David M. Morens,1 Jeffery K. Taubenberger,2,* and Anthony S. Fauci1

Abstract

Viruses that replicate in the human respiratory mucosa without infecting systemically, including influenza A, SARS-CoV-2, endemic coronaviruses, RSV, and many other "common cold" viruses, cause significant mortality and morbidity and are important public health concerns. Because these viruses generally do not elicit complete and durable protective immunity by themselves, they have not to date been effectively controlled by licensed or experimental vaccines. In this review, we examine challenges that have impeded development of effective mucosal respiratory vaccines, emphasizing that all of these viruses replicate extremely rapidly in the surface epithelium and are quickly transmitted to other hosts, within a narrow window of time before adaptive immune responses are fully marshaled. We discuss possible approaches to developing next-generation vaccines against these viruses, in consideration of several variables such as vaccine antigen configuration, dose and adjuventation, route and timing of vaccination, vaccine boosting, adjunctive therapies, and options for public health vaccination polices.

68. Callow K.A. Effect of specific humoral immunity and some non-specific factors on resistance of volunteers to respiratory coronavirus infection.

Cell Host Microbe.（細胞宿主微生物）2023 Jan 11; 31（1）：146-157.
Published online 2023 Jan 11.
Rethinking next-generation vaccines for coronaviruses, influenza respiratory viruses

（重新思考下一代冠狀病毒、流感呼吸道病毒疫苗）

David M. Morens,1 Jeffery K. Taubenberger,2 and Anthony S. Fauci1

論文摘要：

在人類呼吸道粘膜中複製但不會感染全身的病毒，包括 A 型流感、SARS-CoV-2（新冠肺炎的病毒）、地區性冠狀病毒、呼吸道融合病毒（Respiratory Syncytial Virus, RSV）和許多其他"普通感冒"病毒，會導致顯著的死亡率和發病率，是重要的公共衛生課題。由於這些病毒本身通常無法誘發完整且持久的保護性免疫功能，因此到今天為止沒有疫苗能有效控制病毒，包括已獲正式許可或正實驗中的疫苗在內。在這篇論述中，我們研究了阻礙有效粘膜呼吸道疫苗開發的挑戰，強調所有這些病毒在表面上皮細胞中複製速度極快，並在適應性免疫反應完全發揮之前的很短時間內迅速傳播給其他宿主編組。我們討論了開發針對這些病毒的下一代疫苗的可能方法，同時考慮了幾個變散，例如疫苗抗原配置、劑量和佐劑、疫苗接種的方式和時機、疫苗加強、輔助療法以及公共衛生疫苗接種政策的選擇。

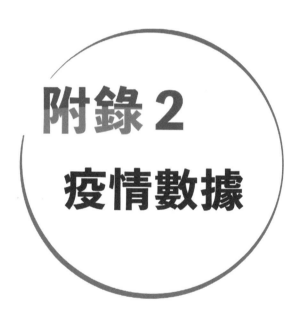

附錄 2
疫情數據

　　COVID-19 疫情截至 2023 年 5 月 5 日，全球累計確診病例超 6.87 億為 687,512,210 例。但加上黑數估計奪走「至少 2000 萬人」性命。這個數字比各國官方紀錄的合計不到 700 萬人死亡還高出近 2 倍。

　　美國人口：3 億 3 千萬人，確診 1 億 6 佰萬（總人口比 32%），印度人口：14 億人，確診 4500 萬（總人口比 3.2%），台灣人口：2350 萬人，確診 1024 萬人（總人口比 43%），防疫學印度 OK，防疫學美國死傷慘重

中央流行疫情指揮中心 大事紀

2020年	1月23日	指揮中心提升為二級開設，由衛福部長陳時中擔任指揮官
	2月3日	首班武漢包機返台，後續引發「小明」爭議
	2月6日	口罩實名制上路
	2月29日	國內首起醫院群聚感染
	3月21日	入境需進行14天居家檢疫及7天自主健康管理
	8月5日	醫療機構、大眾運輸等八大場所強制戴口罩
2021年	5月9~19日	本土疫情多點爆發，全國疫情警戒10天內升至第三級
2022年	4月28日	●單日新增破萬例、PCR篩檢量能逐漸緊繃 ●快篩實名制上路
	5月26日	「快篩陽視同確診」上路
2023年	4月17日	取消大眾運輸口罩令
	5月1日	指揮中心解散

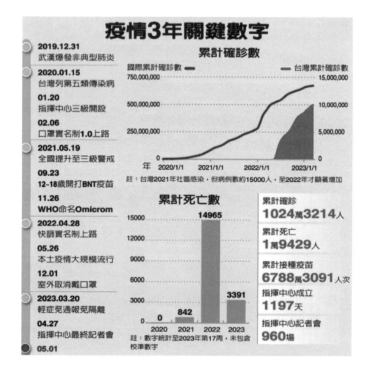

全球新冠總確診人數排名

排名	國家／地區	總確診數（人）
1	美　國	106,580,794
2	印　度	44,905,827
3	法　國	39,951,432
4	德　國	38,396,459
5	巴　西	37,407,232
6	日　本	33,651,990
7	南　韓	31,098,403
8	義大利	25,765,219
9	英　國	24,555,629
10	俄羅斯	22,815,722
15	台　灣	10,239,998

Q1：快篩要去哪裡買？
A：各藥局、藥妝店、超市、超商都可購買。

指揮中心解編Q&A

Q2：篩檢陽性怎麼辦？
A：輕症免隔離，陽性者建議在家休息至症狀緩解。若有重症風險因子，如65歲以上長者、慢性病患等，仍須儘速就醫。

Q3：確診治療費用怎麼算？
A：輕症但具高風險因子的個案，仍為口服抗病毒藥物公費對象；確定病例的住院隔離費用，仍為公費給付。門住診整合計畫仍會繼續收案至解編後6個月。

Q4：疫苗哪裡打？
A：各合約醫療院所、接種站仍會提供施打服務，民眾可至疾管署「防疫降階 應變持續」專區查詢。但要收取掛號費。

Q5：疫情中婚假如何計算？
A：指揮中心解散後1年內休完，但如果婚後未請畢婚假更換工作，則不能要求新雇主給予婚假。

附錄3

被消失的學術論文
mRNA疫苗危害

https：//www.sciencedirect.com/science/article/pii/
S027869152200206X

Innate immune suppression by SARS-CoV-2 mRNA
vaccinations： The role of G-quadruplexes, exosomes, and MicroRNAs

SARS-CoV-2 mRNA 疫苗接種的先天免疫抑制：G -
四聯體、外泌體和 MicroRNA 的作用

Highlights

· mRNA vaccines promote sustained synthesis of the SARS-
CoV-2 spike protein.
· The spike protein is neurotoxic, and it impairs DNA repair
mechanisms.
· Suppression of type I interferon responses results in
impaired innate immunity.
· The mRNA vaccines potentially cause increased risk to
infectious diseases and cancer.
· Codon optimization results in G-rich mRNA that has
unpredictable complex effects.

這篇論文作者主要就是這位 MIT Stephanie Seneff （塞納芙）

https：//youtu.be/FsoQbeBvn9s （網址已經被 Google Youtube 封殺）

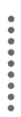

Stephanie Seneff 16 歲進入麻省理工學院 MIT 就讀，三年內就拿到生物物理學學士，共擁有包括電機工程與電腦科學博士等四個 MIT 學位，如今是 CSAIL 的資深研究科學家。

論文重點：mRNA 疫苗促進 SARS-CoV-2（引起新冠肺炎的病毒）刺突蛋白的持續合成。

· 刺突蛋白具有神經毒性，會損害 DNA 修復機制。
· 抑制 I 型干擾素反應會導致先天免疫受損。
· mRNA 疫苗可能會增加患傳染病和癌症的風險。
· 密碼子優化導致富含 G 的 mRNA 具有不可預知的複雜效應

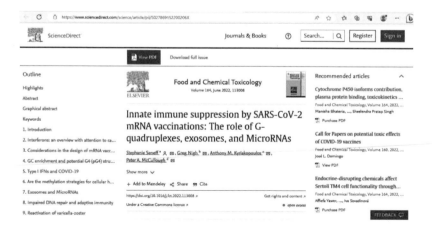

Abstract

The mRNA SARS-CoV-2 vaccines were brought to market in response to the public health crises of Covid-19. The utilization of mRNA vaccines in the context of infectious disease has no precedent. The many alterations in the vaccine mRNA hide the mRNA from cellular defenses and promote a longer biological half-life and high production of spike protein. However, the immune response to the vaccine is very different from that to a SARS-CoV-2 infection. In this paper, we present evidence that vaccination induces a profound impairment in type I interferon signaling, which has diverse adverse consequences to human health. Immune cells that have taken up the vaccine nanoparticles release into circulation large numbers of exosomes containing spike protein along with critical microRNAs that induce a signaling response in recipient cells at distant sites. We also identify potential profound disturbances in regulatory control of protein synthesis and cancer surveillance. These disturbances potentially have a causal link to neurodegenerative disease, myocarditis, immune thrombocytopenia, Bell's palsy, liver disease, impaired adaptive immunity, impaired DNA damage response and tumorigenesis. We show evidence from the VAERS database supporting our hypothesis. We believe a comprehensive risk/benefit assessment of the mRNA vaccines questions them as positive contributors to public health.

摘要：

mRNA SARS-CoV-2 疫苗是為應對 Covid-19 的公共衛生危機而投放市場的。在傳染病的背景下使用 mRNA 疫苗沒有先例。疫苗 mRNA 的許多改變隱藏了細胞防禦的 mRNA，並促進了更長的生物半衰期和刺突蛋白的高產量。然而，對疫苗的免疫反應與對 SARS-CoV-2 感染的免疫反應截然不同。在本文中，我們提供證據證明疫苗接種會導致 I 型干擾素信號傳導嚴重受損，這對人類健康有多種不利影響。吸收了疫苗納米顆粒的免疫細胞將大量含有刺突蛋白的外泌體和關鍵的 microRNA 釋放到循環中，這些 microRNA 會在遠處的受體細胞中誘導信號反應。我們還確定了蛋白質合成和癌症監測的監管控制中潛在的嚴重干擾。這些紊亂可能與神經退行性疾病、心肌炎、免疫性血小板減少症、貝爾麻痺、肝病、適應性免疫受損、DNA 損傷反應受損和腫瘤發生有因果關係。我們展示了來自 VAERS 數據庫的證據來支持我們的假設。我們認為，對 mRNA 疫苗的全面風險 / 收益評估可合理質疑對公共衛生的積極貢獻。

新冠病毒疫苗

世紀大騙局

二部曲

疫苗無用論、藥廠大陰謀、抗病毒抗癌症靠自己。

新冠病毒疫苗世紀大騙局. 二部曲：疫苗無用論、藥廠大陰
謀、抗病毒抗癌症靠自己. / 江晃榮著. -- 臺北市：江晃榮,
2023.07
　　面；　公分
ISBN 978-626-01-1525-8(平裝)

1.CST: 疫苗 2.CST: 冠狀病毒

418.293　　　　　　　　　　112011683

書名：新冠病毒疫苗世紀大騙局二部曲
　　　疫苗無用論、藥廠大陰謀、抗病毒抗癌症靠自己。

作者：江晃榮

出版者：江晃榮

通訊處：11699台北郵箱75-011

E-mail：chiang217996@gmail.com

電話：0980950394

中華郵政帳戶：700-001756-0632801

出版日期：2023年7月

ISBN：978-626-01-1525-8

定價：NT$450元